Cynthia Zak

Die Freude am Alleinschlafen

GOLDMANN

Buch

Durch unsere kulturelle Prägung gehen wir davon aus, dass es nicht nur wünschenswert, sondern »normal« ist, mit anderen in einem Bett zu schlafen. Es gilt als Zeichen von Liebe und Fürsorge für Partner und Kinder. Aus dieser Routine auszubrechen und eine Nacht für sich selbst zu beanspruchen, ist ein bedeutsamer Akt der Selbstermächtigung, um Energie und Kraft zurückzugewinnen, sich wieder mit sich selbst und dem eigenen Körper zu verbinden.

Cynthia Zak zeigt, wie man die Nachtruhe aktiv gestaltet und sie in ein heiliges Refugium verwandelt, das die spirituelle Entwicklung fördert.

Erobere dir den Schlaf zurück und entdecke deine Kraft: als Frau, Göttin, Herrscherin über dein Bett und dein Leben.

Autorin

Cynthia Zak ist Yoga- und Meditationsmeisterin, Autorin von fünf Büchern und Singer-Songwriterin. Sie forscht auf dem Gebiet der Klangmedizin, ist Therapeutin am HeartMath Institute, Sterbebegleiterin sowie Gründerin und Leiterin des Yomu Institute. Sie reist um die Welt und gibt ihr Wissen an Kinder, Eltern, Lehrer, Führungskräfte und medizinisches Fachpersonal weiter. Ihr spiritueller Hintergrund baut auf dem Sufismus, Buddhismus, die Kabbala und dem Schamanismus auf. Die dreifache Mutter lebt in Miami Beach, Florida.

CYNTHIA ZAK

DIE FREUDE AM ALLEIN-SCHLAFEN

64 Rituale, um deinen Schlaf und dein Leben selbstbestimmt zu gestalten

Aus dem amerikanischen Englisch von Marion Zerbst

GOLDMANN

Die spanische Originalausgabe erschien 2025 unter dem Titel
El placer de dormir sola bei Inner Traditions en Español,
Rochester, Vermont, USA.

1. Auflage
Deutsche Erstausgabe Juni 2026

Redaktion: Tatjana Barinov
Umschlag: Uno Werbeagentur, München
nach einer Vorlage von Kira Kariakin
Umschlagmotiv: © Viktoriia Patapova/shutterstock.com
Satz: Uhl + Massopust, Aalen
Druck und Bindung: GGP Media GmbH, Pößneck
Printed in Germany
LG · FP
ISBN 978-3-442-22439-5

www.goldmann-verlag.de

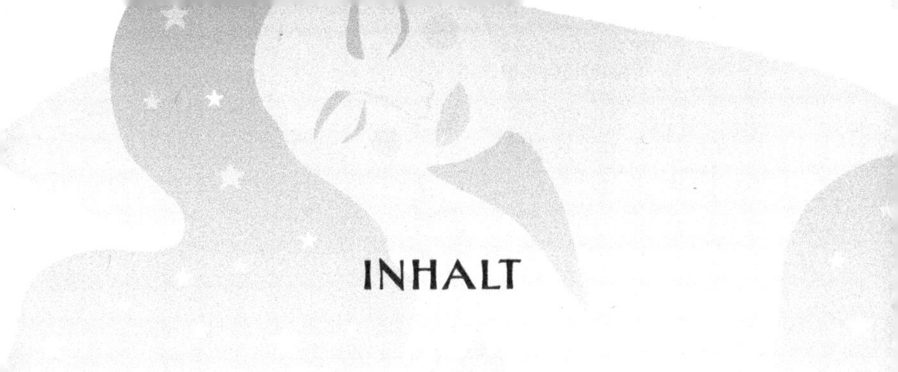

INHALT

DANKSAGUNGEN

Ein Buch zu planen, zu schreiben und es dann endlich in den Händen zu halten, ist ein echtes Wunder.

Es ist das Ergebnis eines magischen Zusammenspiels vieler Menschen, die zu dieser transzendenten inneren Wandlungsreise beigetragen haben.

Ich bin meinen Wohltätern im Himmel und auf der Erde sehr dankbar dafür, dass sie mich auf diesem spannenden Weg, ein Buch hervorzubringen, begleitet und geführt haben.

Die mächtigen Kräfte, die das Leben und die Freude bejahen und mich unterstützen, beschützen und umsorgen, sind: die Frauen meiner Ahnenreihe, die im Wald lebenden Geister meiner Vorfahren, das am Sabbat gebackene Brot, die *Mameles* und *Mamushkas*, die neben dem *Samowar* mit dem Tee stehen, all die unsichtbaren Wesen, die Mantras singen und auf Sanskrit, Tibetisch und Hebräisch beten, Engel und Erzengel, Buddhas und Gottheiten, die ich jeden Morgen begrüße.

Das sind meine Wohltäter im Himmel und auf der Erde.

Aber nicht nur ihnen gilt mein Dank. Ganz herzlich möchte ich mich auch bei Marlon, Allegra und Satya, meinen drei großartigen Kindern, für die bedingungslose Liebe bedanken, die uns verbindet und leitet.

Außerdem danke ich meinen wunderbaren Freunden, Schwestern und Brüdern. Danke dafür, dass ihr mich auf Reisen und bei Zeremonien begleitet habt, die von Musik und dem Duft von Kopal erfüllt waren!

Paulina und Ger, meinen Literaturagenten bei PaGe Agencia, danke ich dafür, dass sie für mich da sind, mir zuhören und mir dabei helfen, als Schriftstellerin und Mensch innerlich zu wachsen.

Doch das ist erst der Anfang, meine Lieben!
Bei Mahar Sperling vom Verlag Inner Traditions bedanke ich mich dafür, dass er von vornherein an dieses Buchprojekt geglaubt und seine unbegrenzten Möglichkeiten sogar noch erweitert hat. Ein herzliches Dankeschön geht auch an Beatriz, Martha, Mercedes und das ganze Team der Lektoren, Redakteure und Pressesprecher, die unermüdlich daran gearbeitet haben, dass jeder Buchstabe meines Buches perfekt ist und dass es allen Menschen zugutekommt.
All diesen sichtbaren und unsichtbaren Wohltätern danke ich von ganzem Herzen. Und natürlich gilt mein Dank auch den Lesern dieses Buches, das uns im Geheimnis der Träume, der Nacht und ihrer Galaxien auf unerklärliche Weise miteinander vereint.
Danke dafür, dass ihr hier seid!

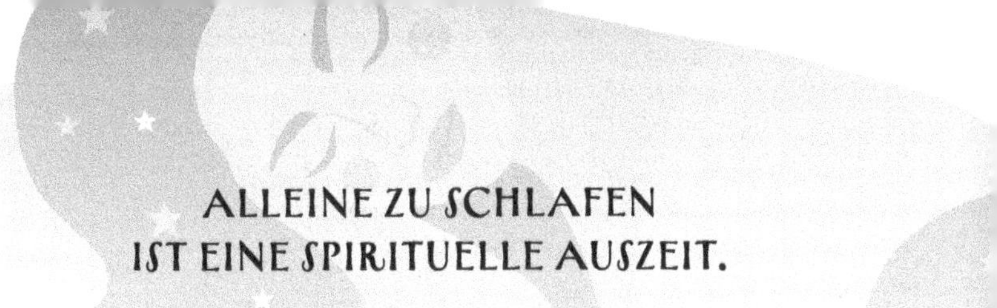

ALLEINE ZU SCHLAFEN IST EINE SPIRITUELLE AUSZEIT.

Wiederhole dieses Mantra für dich:
»Mein Bett ist mein fliegender Teppich.
Hier vollziehe ich jede Nacht,
in der ich allein schlafe,

eine göttliche Alchemie.«

Dein Bett ist dein Königreich;
du bist seine Herrscherin.
Gib dich seinem Geheimnis hin!

Deine feinstofflichen Körper verschmelzen
mit dem Geheimnis der Nacht,
und wenn du allein schläfst,
lassen sie dir neue Kraft zufließen.

Sprich auch dieses Mantra vor dich hin:
»Ich schlafe allein,
weil ich es verdiene,
mir diese spirituelle Auszeit zu gönnen.«

Dein tiefstes Verständnis dafür,
wer du bist,
entfaltet sich in deiner nächtlichen Reise,
in den Offenbarungen,
die deine Träume dir senden.
Du verdienst es,
diesen Prozess des spirituellen Erwachens
ganz allein zu gehen –
als Weg der Selbstfindung.

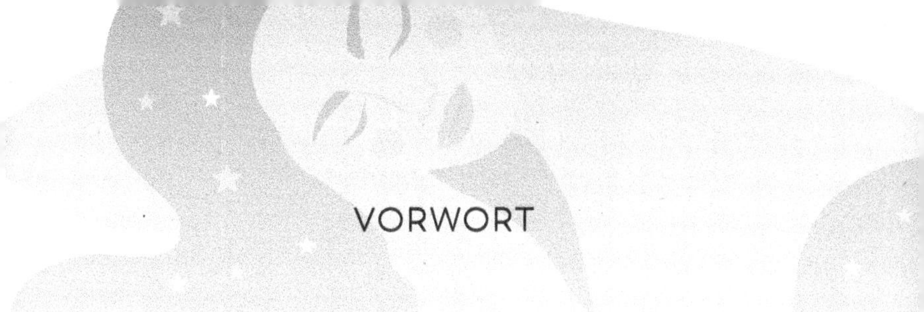

VORWORT

ALLEIN ZU SCHLAFEN, ERWECKT DEINE INTUITION

Jedes Organ, jedes Gewebe, jeder Muskel und jede Drüse deines Körpers schwingt auf einer bestimmten Ebene. Diese unhörbaren Infraschallwellen senden ständig starke Frequenzen aus und verbinden deine Atmung, deinen Herzschlag und deinen Blutkreislauf miteinander. Diese ewige Kosmogonie, die in deinen heiligen Körperflüssigkeiten stattfindet und deine Nasenhaare und Adern durchströmt, erhält deine starke weibliche Intuition aufrecht.

Das weibliche Wesen mit seiner unfehlbaren, unendlichen Fähigkeit, über das Sichtbare hinauszuschauen, ist ein Kanal der Hellsichtigkeit, der alle Sinne umfasst. Jedes Organ erfüllt eine bestimmte Aufgabe und Funktion in dieser Sinfonie der Intuition. Im Lauf der Nacht beginnt das Orchester der Intuition im weiblichen Wesen, seine Instrumente zu stimmen. Während des Schlafs harmonisieren Frauen auf subtile Weise den Ton, den Rhythmus, die Lautstärke und die Melodie dieser Sinfonie und stimmen ihren ganzen Körper und Geist darauf ein.

Damit dieses Wunder reibungslos abläuft, ist es für uns wichtig, unseren Informationskanal – einen Weg, der von der Gebärmutter bis zur Kehle hinauf- und wieder zurückführt – liebevoll zu pflegen. Dieser Prozess, der sich entfaltet, wenn wir mit geschlossenen Augen daliegen und uns dem Schlaf hingeben, erzeugt neue Hormone und bringt deine Körperchemie ins Gleichgewicht: ein Geschenk der erhabenen Nacht.

Welcher Teil deines Körpers beherbergt deine Fähigkeit, die Zukunft wahrzunehmen? Welcher heilige Raum deines Tempels steht mit deinem menschlichen, beobachtenden Ich und deinem höheren Bewusstsein in Resonanz und verbindet beide miteinander?

☆ EINSTIEGSRITUAL

Bevor du jeden Abend ganz für dich allein einschläfst, nutze die Gelegenheit, um neue Kanäle des Bewusstseins und der Achtsamkeit in deinem Inneren zu öffnen.

1. Lege die Hände sanft unter deinen Bauchnabel und trete mit deinem zweiten Chakra in Verbindung. Dieses pulsierende orangefarbene Energiezentrum ist dein erhabener Altar, der Ehrfurcht und Respekt verdient. Es ist der Palast deiner Intuition.
2. Tritt ein in deine Gebärmutter – einen Raum, der weder Angst noch Schmerzen erzeugt, sondern dir grenzenlose Möglichkeiten für deine spirituelle Entwicklung bietet. In ihren Tiefen reift nicht nur neues Leben heran, auch neue Projekte, Ideen, Rezepte, Lieder und Gedichte, die sie in unmittelbarer Verbindung mit deiner Kehle und deinen Stimmbändern hervorbringt, entstehen hier.
3. Gestalte deinen Gebärmutteraltar, indem du dir die heiligen und magischen Objekte vorstellst, die ihn schmücken sollen. Beziehe alles in diese Visualisierung ein, was eine übersinnliche Bedeutung hat, dich emotional berührt und worin sich das Innerste deines Wesens widerspiegelt, während du dich darauf vorbereitest, deine Stimme erklingen zu lassen.
4. Atme tief ein und aus und versinke für ein paar Sekunden in absoluter Stille. Lege die linke Hand auf dein Herz und bedecke sie

dann sanft mit der rechten Hand, während du deinem Herzen deinen sehnsüchtigsten Wunsch zuflüsterst. Heiße die geflügelten Wesen willkommen, die dich jetzt besuchen – Boten aus einer feinstofflichen Welt, die dich anleiten und führen, dir deinen Weg zeigen und alle vielleicht noch in dir nachklingenden Zweifel zerstreuen.

5. Stärke deine Intuition, die sich während der Nacht mit unendlicher Kraft entfaltet und aus den Tiefen deiner Gebärmutter zu dir spricht. Erlaube ihr, die Kerzen zu entzünden, die dich zur Führerin und Matriarchin deiner eigenen Existenz machen. Erwecke die wildesten Träume deiner weiblichen Vorfahren zum Leben und verkünde der Welt laut und ohne Hemmungen, wie schön du bist.

EINFÜHRUNG

EIN BETT GANZ FÜR DICH ALLEIN

Mach dir dein Bett zu eigen: Strecke dich darin aus, markiere dein Revier, erkunde all seine Ecken und Winkel und seine Tiefen ... lass keinen Zentimeter dieses fliegenden Teppichs unentdeckt.

Spring einfach rein, ohne jemanden um Erlaubnis zu fragen.

Mach keine halben Sachen.

Du brauchst das Licht nicht ein- oder auszuschalten.

In deinem Bett kannst du tun, was du willst.

Entdecke dieses wunderbare Reich und steige in schwindelnde Höhen empor, ohne irgendjemanden an deiner Erfahrung teilhaben lassen zu müssen.

Tauche in die Tiefen deines Betts ein, um etwas Neues zu erschaffen oder wiedergeboren zu werden, um Klarträume zu erleben, um nach Führung zu suchen und mit den Geisterwesen der Nacht in Verbindung zu treten – als Königin und Herrscherin dieses heiligen Reichs.

Gib dich dem ehrfürchtigen Staunen hin, das dich erfüllt, wenn du entdeckst, dass deine innere Kraft – das harmonische Gleichgewicht zwischen physischem, mentalem und emotionalem Körper – diese erholsame Nacht braucht. Wenn du in diesen Nachtstunden ganz allein bist, kann der Prozess der Zellreparatur und

Entgiftung, den die Nachtruhe dir bringt, reibungslos und ungestört ablaufen.

Krabble in deinem Bett herum und wühle dich hinein, atme ein und aus; lege dich ganz allein ins Bett, in der Überzeugung, dass diese nächtliche Ruhe deine Geburt und deinen Tod, deine Empfängnis und dein Ableben zu einer Einheit verschmelzen lässt.

Tauche in die Tiefen deiner Mystik – des Herzschlags, der in den Mitochondrien deiner Zellen pocht – ein und schlucke deinen Speichel, um dich zu verjüngen. Nutze die Kraft dieser Dunkelheit, die alles heilt.

Im Bett manifestiert sich die Freude am Alleinschlafen und offenbart dir alle Möglichkeiten dieser nächtlichen Auszeit. Hier geben dir die Rituale, die du in diesem Buch kennenlernen wirst, Kraft und Führung, sodass du eine neue Verbindung zu deinem eigenen Wesen und zum Universum entdeckst.

Indem du alleine schläfst, begibst du dich schon jetzt auf diesen Weg des inneren Wachstums und der Weiterentwicklung.

Das Alleinschlafen ist eine spirituelle Praxis, der eine hohe Schwingung innewohnt und die dir große Möglichkeiten zu einer inneren Wandlung bietet. Tagsüber in deinem Wachleben wirst du dann die Magie erleben, die sich entfaltet, wenn du während des Schlafs mit deinem innersten Wesen verbunden bleibst und nicht von Energien aus der Außenwelt gestört wirst.

WARUM IST ES SO WOHLTUEND, ALLEIN ZU SCHLAFEN?

Ich habe viele Rückmeldungen von Frauen jeden Alters und in jedem Beziehungsstatus (ledig, verheiratet, zusammenlebend, getrennt, frisch verheiratet, geschieden, bis über beide Ohren verliebt, nur leicht verliebt, leidenschaftlich verliebt, desillusioniert oder total von ihrem Partner fasziniert) erhalten; und fast alle waren sich darin einig, dass sie allein besser schlafen. Viele haben ein schlechtes Gewissen, wenn sie das zugeben. Sie glauben, durch das Eingeständnis dieses Wunsches »ihren Partner zu verraten«, und ertragen oft mehr Unannehmlichkeiten als nötig, bevor sie ihren Partner bitten, sie einmal eine ganze Nacht lang allein schlafen und frei atmen zu lassen.

Einige schämen sich dafür, sich ihr dringendes Bedürfnis nach diesem Freiraum des Alleinseins einzugestehen.

Andere haben Angst, weil es nun mal dem Status quo entspricht, sich das Bett mit seinem Partner zu teilen. Sie befürchten, für ihren Wunsch verurteilt und mit kritischen Fragen bombardiert zu werden: »Wenn du nicht im selben Bett schläfst wie dein Partner, hast du ein Problem.« Frauen haben oft das Gefühl, sich für diesen Akt der Souveränität rechtfertigen zu müssen, weil er gegen einige unserer typischen westlichen Verhaltensregeln verstößt.

Viele Frauen geben zu, dass die Nächte, in denen ihr Partner verreist oder beruflich unterwegs ist, sich eine kleine Auszeit von ihrer Beziehung nimmt oder vielleicht sogar vorübergehend aus dem gemeinsamen Bett auszieht, die glücklichsten Nächte ihres Lebens sind.

Sie sehnen sich danach, ein paar Nächte ohne ihren Partner zu verbringen – nach einer Chance, wenigstens in einigen wenigen Nächten pro Monat richtig durchatmen zu können …

… sich im Bett recken und strecken zu können, wie es ihnen passt,
… sich auszuziehen, ohne dass sie jemand berührt,
… das ganze Bett für sich allein zu haben,
… sich quer über das Bett zu fläzen und so einzuschlafen,
… sich im Bett so zu bewegen, wie sie wollen,
… zu träumen, ohne dass sich die Schwingungen eines anderen Menschen mit ihren eigenen vermischen,
… das Licht anzulassen, um bis ins Morgengrauen hinein zu lesen,

... sich so viele Folgen einer Fernsehserie hintereinander anzusehen, wie sie möchten,
... oder einfach alle Kanäle ihres Körpers und ihrer Seele für den puren Genuss sämtlicher Empfindungen zu öffnen.

Die Rituale, die ich hier beschreibe, sollen nicht dazu führen, dass du dich scheiden lässt, dich von deinem Partner trennst oder mit ihm streitest. Vielmehr wirst du durch meine Anregungen in diesem Buch hoffentlich entdecken, dass du nachts eine heilige Sphäre betreten und eine ganz besondere Erfahrung machen kannst, die nur dir allein gehört.

Tatsächlich bestätigt eine Studie, die das Better Sleep Council in den USA im Jahr 2023 durchgeführt hat, dass getrennte Schlafzimmer Schlafprobleme bei Paaren lösen können.

Der Bericht hat gezeigt, dass 63 Prozent aller Paare die meiste Zeit der Nacht nicht in einem Bett schlafen. 26 Prozent der Befragten gaben an, dass sie allein besser schlafen, und 9 Prozent gaben sogar zu, die Nacht in getrennten Schlafzimmern zu verbringen. Dieselbe Umfrage hat übrigens auch ergeben, dass fast zwei von zehn Amerikanern ein Haus mit getrennten Schlafzimmern für ideal halten.

ABER WIE LÄSST SICH DAS IM ALLTAG UMSETZEN?

Ich gehe davon aus, dass du ein souveräner, eigenständiger Mensch bist. Fange an, daran zu glauben, und wiederhole dieses Mantra immer dann, wenn du zufällig daran denkst.

Sage dir:

- *Ich bin ein souveräner, eigenständiger Mensch und entscheide selbst, wann und wie ich schlafen möchte – allein oder mit einem Begleiter/einer Begleiterin.*

- *Ich entscheide mich dafür, auf meine Hormone und die Intelligenz meines Herzens zu hören. Ich bin die Königin meines eigenen Freiraums.*
- *Ich genieße die Freiheit, nachts zwischen Alleinsein und Gemeinschaft zu wählen.*

Du kannst auch folgende Affirmation vor dich hinsprechen und mit deinem Handy aufnehmen: »Ich habe keine Angst davor, meine persönliche Wahrheit und meinen Wunsch nach ungestörter Ruhe zum Ausdruck zu bringen. Ich möchte nachts gerne schlafen, ohne durch die Bewegungen, Gerüche oder Geräusche anderer Menschen gestört zu werden.«

Danach solltest du dir überlegen, warum du dich auf diese Reise begeben möchtest. Vor allem aber solltest du dir klarmachen, dass du damit einen Entgiftungsprozess durchführst: Du befreist dich von Zwängen, die dir und anderen Frauen durch deine Kultur, deine Erziehung und deine Vorfahren jahrhundertelang auferlegt worden sind. Aber denke vor allem daran, dass du alles Recht der Welt hast, alleine zu schlafen.

Diese Praxis tut deinem Körper, deinem Geist und deiner Seele auf allerhöchster Ebene gut; und wenn du dich dieser Arbeit unterziehst, wirst du beginnen, diese Vorteile zu erkennen und sie dir zunutze zu machen.

Wenn du ohnehin schon allein schläfst, wirst du mithilfe der Rituale in diesem Buch verstehen, was im Schlaf auf zellulärer Ebene mit deinem Geist und deinem Körper passiert. Und wenn du dir dein Bett immer noch mit jemand anderem teilst, solltest du dir vielleicht zunächst angewöhnen, ein- bis zweimal pro Woche alleine zu schlafen.

Denke daran, dass es sich hierbei um eine spirituelle Praxis handelt, die sich in jeder Hinsicht positiv auswirkt, aber wie jeder andere innere Weg auch Verantwortungsbewusstsein und Entschlossenheit erfordert. Natürlich solltest du dir sehr genau bewusst machen, was du dir von dieser Arbeit erhoffst und was du brauchst.

Getrennte Schlafzimmer sind ein Segen.

Getrennte Betten sind zwar eine kluge Entscheidung, aber nicht die ideale Lösung, weil die Energien der beiden Partner dann nachts immer noch zu nah beieinander sind.

Doch egal, für welche Option du dich letztendlich entscheidest – du solltest die wunderbare, einzigartige Möglichkeit, alleine zu schlafen, auf jeden Fall erst einmal erkunden, um dich selbst in anderen Dimensionen neu zu entdecken.

Wie du mit diesem Buch arbeiten kannst

Du kannst diese Rituale so praktizieren, wie du möchtest. Dieses Buch ist dein Orakel: Du kannst es auf jeder beliebigen Seite aufschlagen oder auch von hinten nach vorne lesen. Du kannst dich an die Anleitungen zu den verschiedenen Techniken halten, aber auch auf deine Intuition hören und in deinen Körper und deine Emotionen hineinhorchen, um herauszufinden, welcher Weg sich für dich am besten eignet.

Denke daran, dass meine Empfehlungen deinem Vergnügen und deiner inneren Weiterentwicklung dienen sollen; sie möchten dich mit dem großen Geheimnis und dem Ursprung ehrfürchtigen Staunens in Verbindung bringen. Also lass dich einfach treiben; fließe mühelos dahin und erfreue dich an jeder einzelnen Nacht, die du ganz für dich allein hast.

Außerdem möchte ich dich dazu einladen, meine Arbeit zu entdecken, die du auf allen digitalen und Streaming-Plattformen finden kannst; du brauchst dazu nur meinen Namen einzugeben. Ich mache schon seit meiner Kindheit Musik, spiele Instrumente und habe im Lauf der Jahre eine riesige Sammlung von Liedern, Melodien, Meditationen und geführten Visualisierung zusammengestellt. Nähere Informationen zu meinen Liveevents und Retreats findest du auf meiner Website www.cynthiazak.org.

WAS TUN, WENN DU IN DEINER WOHNUNG KEIN SEPARATES ZIMMER UND AUCH SONST KEINE MÖGLICHKEIT HAST, ALLEIN ZU SCHLAFEN?

Wenn du kein Zimmer hast, in dem du allein schlafen kannst, dann suche nach Alternativen, die dir in deiner jetzigen Situation weiterhelfen können. Verzweifle nicht, sondern sei kreativ – schon das Vorhaben, eine Nacht allein zu verbringen, ist ein großer Fortschritt auf deinem Entwicklungsweg.

Du könntest zum Beispiel getrennte Matratzen in deinem Schlafzimmer auslegen, damit du schlafen kannst, ohne mit jemand anderem in Berührung zu kommen. Auf diese Weise hast du, selbst wenn du dir dein Schlafzimmer mit einem anderen Menschen teilen musst, schon ein bisschen mehr Freiraum und wirst allmählich die Vorteile dieser veränderten Schlafsituation in deinem Körper spüren. Wenn das nicht möglich ist (du also im selben Bett schlafen musst wie dein Partner/deine Partnerin), kannst du mithilfe von bestimmten spirituellen Praktiken trotzdem einen energetischen Freiraum und Abstand um dich herum schaffen und aktivieren.

Allein zu schlafen, ist ein spiritueller und zugleich auch ein hygienischer Akt; dabei wird nicht nur dein physischer Körper gereinigt, sondern auch die feinstofflichen Körper um dich herum.

Um diesen energetischen Abstand zu schaffen, solltest du vor dem Schlafengehen zunächst mal ein Bad nehmen oder duschen. Reinige deinen Körper ganz bewusst; du musst innerlich präsent sein, während du abgestorbene Hautzellen, Bakterien, Rückstände von Tagesaktivitäten, Verschmutzungen und Giftstoffe von dir abwäschst und loslässt. Bitte beim Baden darum, dass alle Ecken und Winkel deines Körpers gereinigt werden, und sprich gleichzeitig mit dem Wasser, damit es dich mit Anmut und Energie erfüllt und von Kopf bis Fuß eine unsichtbare Barriere auf deiner Haut bildet. Vergiss nicht, auch die Zwischenräume zwischen deinen Fingern, deine Achselhöhlen, deinen Nacken und andere Stellen zu waschen, die du tagsüber normalerweise nicht berührst.

Trockne dich vorsichtig ab, in der Absicht, die unsichtbare Schutzschicht deines Körpers zu pflegen – dadurch entsteht ein ganz persönliches, individuelles Energiefeld rund um deinen Körper, das du durch weitere Schutzschichten ergänzt, wenn du deinen Schlafanzug anziehst und ins Bett gehst.

Orientiere dich ganz an deiner Absicht – du hast beschlossen, diese Nacht allein zu verbringen, auch wenn jemand neben dir liegt. Nachdem du deine Haut geschützt hast, sprichst du nun vor dem Einschlafen eine stumme Bitte um Licht und Herrlichkeit für dein ganzes Dasein aus. Aktiviere deine innere Kraft und rufe deine sichtbaren und unsichtbaren Wohltäter herbei. Lege deinen Kopf auf das Kissen, atme tief durch und stell dir vor, wie dein Körper von Kräften, die größer und mächtiger sind als der Mensch, liebevoll umsorgt und unterstützt wird. Bitte um Klarträume, die dir positive Nachrichten bringen und dich mit jedem Atemzug wieder neu geboren werden lassen. Dann wirst du spüren, wie die physische Präsenz des anderen Wesens, das neben dir liegt, verschwimmt, und diese Erfahrung des »Alleinschlafens« wird mit nichts anderem zu vergleichen sein, was du bisher erlebt hast.

So kannst du die Energie des Alleinschlafens schaffen, auch wenn du dir das Bett mit jemandem teilen musst. Dadurch werden neue Synapsen entstehen, die deine neuronalen Schaltkreise stärken und dein Verständnis vertiefen, sodass diese Nacht ein vollkommener Erfolg wird.

EINE KURZE GESCHICHTE DES BETTS

Betten und Matratzen sind genauso alt wie die Menschheit selbst. Es ist wichtig, ein bisschen über ihre Geschichte und Entwicklung Bescheid zu wissen, denn dieses Wissen gibt dir die kosmologische Vision, die du brauchst, um deine nächtliche spirituelle Auszeit antreten zu können – ohne Bedenken und ohne das Gefühl, jemanden dafür um Erlaubnis bitten zu müssen.

Da auf der Welt alles miteinander verbunden ist, spiegelt sich in der Geschichte des Betts auch die Art wider, wie wir mit unserem Körper interagieren, wenn wir alles loslassen – wenn keine Spuren von Tagesstress oder emotionalen Belastungen mehr in unseren Muskeln zu spüren sind.

Schlafen und loslassen ...

Dieser Augenblick, in dem wir uns von unserem Bewusstsein lösen – in dem wir in den Schlafzustand eintreten und die Rüstung unserer Vernunft ablegen –, steht eng mit der Geschichte des Betts und mit der Rolle in Verbindung, die es für unsere zwischenmenschlichen Beziehungen spielt.

Historiker verweisen auf das älteste bekannte Bett, das (vom Beginn der Menschheitsgeschichte gerechnet) ganze 23 Millionen Jahre alt ist – es stammt aus dem Miozän. Damals zogen unsere Primatenvorfahren nachts von Ästen auf Holzplattformen um. Dadurch verbesserte sich ihr Schlaf; außerdem entstanden möglicherweise auch regelmäßigere REM-Schlafphasen, was sich positiv auf unser Gedächtnis und unsere Fähigkeit zu logischem Denken auswirkte. (REM ist eine Abkürzung für *rapid eye movement* und bezieht sich auf die Schlafphase, in der wir unsere lebhaftesten Träume haben, wobei unsere Augäpfel sich unter den geschlossenen Lidern schnell hin- und herbewegen.)

Vermehrter REM-Schlaf lässt uns tiefer in unser Unterbewusstsein eintauchen und bietet uns außerdem die Möglichkeit, höhere spirituelle Ebenen zu erreichen. Daher sind Praktiken, die den REM-Schlaf fördern, für uns ganz besonders wichtig.

Könnte es nicht sein, dass der Übergang vom Schlaf auf den Bäumen zum Schlafen auf Plattformen am Boden ein wichtiger Wendepunkt in der Evolution war? Diese Veränderung könnte zum Beispiel den Weg für die Entstehung höherentwickelter Lebewesen geebnet haben, weil er die Entwicklung eines höheren Bewusstseins förderte und uns dazu motivierte, uns auf eine spirituelle Suche zu begeben und uns mit unserem Bewusstsein und mit existenziellen Fragen auseinanderzusetzen.

Das Schlafen auf dem Boden war für die Evolution des Menschen etwas Transzendentes: ein Punkt, an dem es kein Zurück mehr gab – ein Wendepunkt in der Entwicklung von Intelligenz und Bewusstsein.

Stell dir vor, wie unsere allerersten Vorfahren sich von dem unsicheren, wackeligen Schlaf in den Bäumen verabschiedeten und zum Schlafen auf den Boden hinunterstiegen. Jetzt wurden sie nicht mehr bei jeder kleinen Bewegung aus dem Schlaf gerissen, sondern lagen mit geschlossenen Augen auf dem Boden und fanden Trost im Schein des Feuers. Das markierte den Beginn eines lebensverändernden Rituals: der Astralreise, bei der Fleisch und Knochen ihre vertraute Form verlieren und in etwas Größerem aufgehen – etwas Unbegreiflichem, aber Wesentlichem.

Auf Höhlenwänden verewigt, nahmen ihre Träume greifbare Formen an. Damals erkannten diese gemeinsamen Vorfahren – unsere kollektiven Ahnen – eine wichtige Wahrheit: Träume tragen eine reine, lebenswichtige Botschaft in sich, die Aufmerksamkeit erfordert und interpretiert werden muss.

Wie hat sich unser Schlaf danach weiter verbessert? Vor 77 000 Jahren waren Blätter, Gras und Pflanzen, die für ihre insektenabwehrenden Eigenschaften bekannt sind, die ersten Matratzen, die man in Höhlen in Afrika gefunden hat. Von da an entwickelten sich das Bett und die Matratze gemeinsam mit der Menschheit weiter.

Die Ägypter bauten Holzbetten auf Beinen, um Insekten und Nagetiere fernzuhalten. Sie schmückten die Betten der Adligen mit Edelsteinen und Ornamenten, während für das gemeine Volk einfache Betten ausreichen mussten. So wurde das Bett zu einem Symbol für sozialen Status.

Der Komfort eines Betts hing vom Wohlstand seines Besitzers ab: Die Reichen besaßen Wollmatratzen und Stoffbezüge, während andere Menschen ohne solchen Luxus auskommen mussten. Doch unabhängig vom wirtschaftlichen Status erlebten alle Menschen die Loslösung von ihrem eigenen Körper während des Schlafs.

Die Geschichte des Wasserbetts reicht über 3600 Jahre zurück. Man sagt, dass die Perser das erste Wasserbett aus Ziegenhäuten konstruierten, die (wahrscheinlich für therapeutische Zwecke) mit sonnengewärmtem Wasser gefüllt wurden.

Die römische Oberschicht schlief in Metallbetten auf mit Federn gefüllten Matratzen, umgeben von Rahmen aus glänzenden Pfosten, um die man Vorhänge drapierte. Diese Betten boten sowohl Privatsphäre als auch einen Hauch von Prunk. Prächtige Ornamente, weiche Federungen und erlesene Stoffe machten das Bett zu einer wahren Ode an das Schiff der Träume.

Dieses typisch menschliche Verlangen danach, die Augen zu schließen und in eine andere Welt abzudriften, hat dazu geführt, dass die Schlaftechnologie sich ständig weiterentwickelte. Von den prunkvollen Betten der Römer bis hin zu unseren heutigen intelligenten Matratzen, temperaturregulierenden Bettlaken und unzähligen Möglichkeiten zur Anpassung des Betts an die persönlichen Bedürfnisse des Schläfers – wir sind schon seit Langem auf der Suche nach der bequemsten Umgebung für diese wichtige nächtliche Reise in unser Unterbewusstsein.

Ein Bett ist wie eine Art Raumschiff – die Rakete, die uns schon seit grauer Vorzeit in eine jenseitige Welt befördert.

ZUSAMMEN ODER GETRENNT?

Früher gab es nur Gemeinschaftsbetten, die bis zu sechs Meter lang sein konnten. In diesen Betten schliefen alle Menschen kreuz und quer durcheinander. Die ganze Familie – Diener und Herren, Erwachsene und Kinder – verbrachte die Nacht im selben Bett und im selben Raum.

Auch in Gasthöfen und Herbergen teilten Reisende sich ihr Bett früher normalerweise mit anderen Zimmergenossen. Die Möglichkeit, allein zu schlafen, hatte man nur selten.

Doch mit dem allgemeinen Fortschritt gewann die Privatsphäre immer mehr an Bedeutung. So begann man in Königsfamilien beispielsweise getrennte Betten zu nutzen – eins für die Königin und eins für den König. Hier zeigte sich eine konsequente Trennung zwischen Arm und Reich. Somit bestimmte der soziale und wirtschaftliche Status nicht nur den Komfort, sondern auch die Tatsache, ob man sich seinen Schlafplatz mit anderen Menschen teilen musste oder nicht.

Um die Mitte des 19. Jahrhunderts herum änderte sich das jedoch von Grund auf. Wegen der rapiden Ausbreitung von Seuchen und anderen Krankheiten begannen Ärzte, das Schlafen in getrennten Betten zur Vorbeugung gegen die Übertragung ansteckender Körperflüssigkeiten zu empfehlen. Im Jahr 1880 plädierte Dr. B. W.

Richardson für eine neue Schlafkultur und riet Kindern und Erwachsenen davon ab, zusammen in einem Bett zu schlafen – nicht nur wegen des »übelriechenden, schweren Morgenatems«, sondern auch, weil er befürchtete, dass die Erwachsenen den Kindern nachts die so wichtige Wärme entziehen könnten.

Dieser neue Trend zum Getrenntschlafen hatte übrigens eine unerwartete Folge: Den Frauen wurde allmählich klar, dass sie keine passiven Sklavinnen der sexuellen Wünsche ihrer Ehemänner mehr sein wollten. So entstand gegen Ende des 19. Jahrhunderts das Phänomen der »neuen Frau«.

Diese Frau gewann ein höheres Maß an Eigenständigkeit, als sie das große Ehebett verließ, wo der Mann in puncto Sex das Sagen hatte. So entstand eine ganz neue Dynamik: Getrennte Betten förderten den Dialog über die Wünsche beider Partner. Der Raum, der die zwei Betten voneinander trennte, definierte ihre Beziehung neu: Man begegnete sich nun plötzlich auf Augenhöhe, und das hatte tiefgreifende Auswirkungen auf die weibliche Psyche und die Emanzipation der Frau.

Der Abstand zwischen den zwei Betten war ein ganzes Universum. Ihn zu überqueren oder sich fürs Alleinschlafen zu entscheiden, wurde zu einem symbolischen Akt der Macht – vor allem für Frauen, die auf diese Weise ihren freien Willen entdeckten.

Doch als Nächstes kam die industrielle Revolution und läutete eine neue Ära der Effizienz ein. Die optimale Nutzung von Raum und Zeit wurde zum obersten Gebot, da die Fabriken den Menschen einen streng standardisierten Arbeitsalltag aufzwangen. Um für den Zustrom von Arbeitern Platz zu schaffen, die nun in Scharen in die Städte zogen, brauchte man eine neue Strategie: das Ehebett. Von da an mussten Personen – oft Ehepartner – paarweise schlafen; nur so konnte man sicherstellen, dass beide Partner sich an die gleichen harten Arbeitszeiten hielten.

Damals übernahm die Gesellschaft einen männlichen zirkadianen Rhythmus oder 24-Stunden-Zeitzyklus (siehe meine Ausführungen zum Thema Schlafphasen auf Seite 30) – eine Struktur, die auf der männlichen Physiologie basiert und Frauen erneut einem gemeinsamen nächtlichen Raum mit begrenzten Möglichkeiten unterwarf.

Wissenschaftliche Untersuchungen zeigen, dass es im zirkadianen Rhythmus von Männern und Frauen subtile, aber bedeutsame Unterschiede gibt, wobei die zirkadiane Periode von Frauen etwas kürzer ist und ihr Melatonin- und Körpertemperaturrhythmus früher einsetzt, sodass sie frühere Zubettgeh- und Aufstehzeiten bevorzugen.

Heute spielen moralische Erwartungen, ein ausgeprägtes Pflichtgefühl und die Angst vor negativen Urteilen unserer Mitmenschen für den Erhalt der Partnerschaft eine sehr wichtige Rolle. Der Mut, getrennt zu schlafen, kann als Zeichen für Eheprobleme missverstanden werden. Unter solchen Umständen kriechen die Frauen lieber unterwürfig zu ihren Partnern/Partnerinnen ins Bett.

Frauen haben kein Gefühl mehr für ihre biologischen Rhythmen, Zyklen oder hormonellen Temperaturen, weil unser Tag von der männlichen Zeit bestimmt wird und man die Nacht schon allein aus Pflichtgefühl zusammen in einem Bett verbringt.

Interessanterweise warnten Ärzte im viktorianischen Zeitalter vor dem gemeinsamen Schlafen in einem Bett mit der Begründung, dies könne dazu führen, dass der schwächere Schläfer dem stärkeren die Lebenskraft entzieht. Obwohl es sich dabei um einen unsichtbaren Austausch handelte, glaubten sie, dass er klar erkennbare Spuren in der geistigen und emotionalen Gesundheit der Menschen während des Tages hinterlassen würde.

Und wie steht es mit unseren heutigen Schlafgewohnheiten? Die amerikanische National Sleep Foundation hat eine Studie veröffentlicht, der zufolge 63 Prozent aller Millennial-Paare und 62 Prozent aller Paare der Generation Z aufgrund unüberbrückbarer Unterschiede in ihren Schlafgewohnheiten und Schlafenszeiten in getrennten Betten nächtigen. Bei den Babyboomern bevorzugen sogar 68 Prozent getrennte Betten – vor allem wegen schnarchender Partner, aber auch aufgrund ihres Wunsches nach persönlichem Komfort, nach ihrer optimalen Matratze, ihrem optimalen Kissen und ihrer optimalen Bettwäsche.

Dieser kurze Einblick in die Geschichte des Betts zeigt, dass immer mehr Menschen einsame Nächte zu schätzen wissen – sie sehnen sich nach der Freiheit, sich für diese nächtliche spirituelle Auszeit zu entscheiden und als Schatzsucher in eine heilige nächtliche Selbstfindungsreise einzutauchen.

ERFORSCHE DEINE EIGENEN SCHLAFPRÄFERENZEN

Stell dir einmal folgende einfache Fragen:

- Was hat Einfluss auf meine Schlafqualität?
- Welche Gedanken, Emotionen und äußeren Einflüsse wirken sich auf meine Schlafqualität und Schlafdauer aus?
- Wie wirkt es sich auf meine Nachtruhe aus, wenn jemand neben mir schläft? Habe ich überhaupt schon einmal über diese Frage nachgedacht oder entsprechende Beobachtungen gemacht?

Ich möchte, dass du den Mut zu diesem Prozess der Selbsterforschung findest und dir objektiv und wertfrei bewusst machst, was in deinem Körper, deinem Geist und deinen Emotionen vor sich geht – so wie ein Wissenschaftler, der Daten für eine Untersuchung sammelt. Wie eine Studie, in der es darum geht, was für einen Unterschied es macht, ob du die Nacht allein oder zusammen mit einem Bettpartner verbringst. Diese objektive Vorgehensweise ist wichtig, denn nur so kannst du Weisheit und ein kluges Urteilsvermögen entwickeln, ohne dich von den Bedürfnissen deines Egos durcheinanderbringen zu lassen, das immer alles verstehen und erklären muss.

Als Beispiel dafür möchte ich hier auf die Ergebnisse einer Studie von Dr. Colleen Carney eingehen, die das Sleep and Depression Laboratory an der Toronto Metropolitan University (Kanada) leitet. Sie sagt: »Paare schlafen besser, wenn sie sich ihr Bett nicht miteinander teilen. Dieses Eingeständnis ist zwar mit einem gewissen Stigma behaftet, und viele Paare behaupten, zusammen besser zu schlafen; doch wenn wir ihre Gehirne im Rahmen einer wissenschaftlichen Studie beobachten, sehen wir, dass sie nicht in den Tiefschlaf kommen, weil sie ständig durch Geräusche oder Bewegungen ihres Partners gestört werden.«

Das Surrey Sleep Research Center in Großbritannien ist ein weiteres führendes Forschungszentrum, das Paaren empfiehlt, getrennt zu schlafen. Dr. Robert Meadows, der als Soziologe an der University of Surrey tätig ist, hält das eindeutig für die bessere Vorgehensweise: »Die Leute glauben, dass sie zusammen mit jemand anderem besser schlafen; doch Ergebnisse wissenschaftlicher Untersuchungen zeigen genau das Gegenteil.« Seine Fakultät hat eine Studie durchgeführt, in der man verglichen hat, wer besser schläft: Paare, die sich ein Bett miteinander teilen, oder Paare, die getrennt schlafen. Die Ergebnisse seiner Studie sind eindeutig: Wenn ein Partner sich im Schlaf bewegt, nimmt die Wahrscheinlichkeit, dass der Schlaf des anderen Partners gestört wird, deutlich zu.

Wir müssen also endlich die Vorurteile und Ängste ausräumen, die der Trend zur »Schlaf-Scheidung« (bei dem Paare beschließen, nicht jede Nacht ihr Bett und ihr Schlafzimmer miteinander zu teilen) in vielen Menschen weckt. Wir sollten die veraltete kulturelle Norm, die gemeinsamen Schlaf mit einer gelungenen Beziehung gleichsetzt, endlich hinter uns lassen. Denn diese neue Sichtweise gibt Paaren die Möglichkeit, in ihrer Beziehung nichttraditionelle Lebens- und Schlafgewohnheiten auszuprobieren.

Viele Paare können durch getrenntes Schlafen Schlafstörungen vorbeugen. Beim gemeinsamen Schlafen können Schnarchen, unterschiedliche Schlafenszeiten und Schwankungen in der Körpertemperatur der beiden Partner zu Frustration, Schlafstörungen und Erschöpfung führen. Im alten Rom war das Ehebett ein Ort für sexuelle Begegnungen, aber nicht zum Schlafen; und genau diesen Trend empfehlen viele Schlafexperten heutigen Paaren zum Ausprobieren.

In Kanada entscheiden sich laut Angaben von Dr. Colleen Carney 40 Prozent aller Paare für getrennte Schlafstätten und berichten, dass ihre emotionale und körperliche Intimität nicht darunter leidet. Tatsächlich kann die Priorisierung individueller Schlafbedürfnisse mehr Raum für Respekt und Verständnis in einer Beziehung schaffen und die Achtung vor den Wünschen und der Zeit des Partners fördern. So entsteht nicht nur eine Möglichkeit für Dialog und Kommunikation, sondern auch ein Gespür für die Magie des Betts, sodass du es zu deinem ganz persönlichen Raumschiff machen kannst, das dich in die Unendlichkeit entführt.

DIE VERSCHIEDENEN SCHLAFPHASEN

Es ist wichtig, über die fünf Phasen Bescheid zu wissen, aus denen unser Schlaf besteht, da unsere feinstofflichen Körper und unser physischer Körper in jeder Schlafphase auf andere Weise miteinander in Kontakt treten. Wenn wir uns diese Abfolge vor Augen führen, wird die Wichtigkeit der spirituellen Auszeit, die das Alleinschlafen uns ermöglicht, noch spürbarer und präsenter, ja sogar dringlicher.

- **Schlafphase eins** Du schließt die Augen, und nach einer bis zehn Minuten spürst du vielleicht ein angenehmes Gefühl des Fallens oder Dahintreibens. Deine Atmung verlangsamt sich.

- **Schlafphase zwei:** Der Schlaf überkommt dich auf sanfte Weise: Herzfrequenz und Körpertemperatur nehmen ab und bereiten dich auf den Tiefschlaf vor.
- **Schlafphasen drei und vier:** Du tauchst in einen tieferen Schlaf ein, und die sogenannte REM-Schlafphase beginnt mit langsamen Delta-Gehirnwellen.
- **Schlafphase fünf:** Jetzt befindest du dich vollständig in der REM-Schlafphase, die sich durch eine höhere Herzfrequenz und zunehmende Gehirnaktivität auszeichnet. In dieser Phase treten typischerweise Träume auf. Das Gehirn ist aktiv, aber die Muskeln sind fast völlig gelähmt, sodass du deine Träume nicht ausleben und dich während des Schlafs daher auch nicht verletzen kannst. Genau das ist der Grund, warum du manchmal das Gefühl hast, im Traum nicht schreien oder vor Gefahren davonlaufen zu können. Du atmest zwar, und dein Herz schlägt, aber du kannst dich nicht bewegen.

Um zu verstehen, wie diese fünf Phasen (die zusammen einen Schlafzyklus ergeben) miteinander in Verbindung stehen, müssen wir uns nicht nur über unsere Biologie, sondern auch über die Welten Gedanken machen, in denen wir uns im Wachzustand und im Schlaf bewegen.

Unser physischer, mentaler und emotionaler Körper besteht aus materiellen, grobstofflichen und immateriellen feinstofflichen Ebenen. Beide Ebenen sind gleichermaßen wichtig, wenn es darum geht, uns auf das Abenteuer des Alleinschlafens einzulassen.

Zwei biologische Mechanismen – der zirkadiane Rhythmus und die Homöostase – regulieren zusammen den Zeitpunkt unseres Einschlafens und Aufwachens.

Unser zirkadianer Rhythmus steuert viele verschiedene Funktionen – von den täglichen Schwankungen unserer Wachheit und

Körpertemperatur bis hin zu unserem Stoffwechsel und unserer Hormonausschüttung. Er lässt uns nachts schläfrig werden und bestimmt, wie lange wir schlafen; und er steckt auch hinter unserer Neigung, morgens oft ohne Wecker aufzuwachen. Die biologische Uhr unseres Körpers, die auf einem 24-Stunden-Tag basiert, steuert unseren zirkadianen Rhythmus. Dieser Rhythmus wird durch Zeitgeber aus unserer Umwelt (Licht und Temperatur) mit der tatsächlichen Tageszeit synchronisiert, läuft aber auch ohne diese Einflüsse weiter.

Die Schlaf-Wach-Homöostase reguliert den Schlafbedarf unseres Körpers. Der homöostatische Schlafdruck erinnert den Körper daran, nach einer gewissen Zeit des Wachseins zu schlafen, und reguliert auch die Intensität des Schlafzustands. Dieser Schlafdruck verstärkt sich mit jeder Stunde, die du wach bist, und führt dazu, dass du nach einer Phase des Schlafentzugs länger und tiefer schläfst.

Die Lichteinwirkung gehört zu den Faktoren, die deinen Schlaf-Wach-Rhythmus beeinflussen. Spezielle Zellen in der Netzhaut der Augen nehmen Licht wahr und teilen dem Gehirn mit, ob es Tag oder Nacht ist, wodurch der Schlafzyklus entweder vorverlegt oder verzögert wird. Deshalb kann Lichteinwirkung das Einschlafen oder Wiedereinschlafen nach dem Aufwachen erschweren.

REM-SCHLAF

Die Abkürzung »REM« steht für *rapid eye movement* (schnelle Augenbewegungen) und ist ein wichtiger Schlüssel zum Verständnis der körperlichen und psychischen Prozesse, die in den verschiedenen Schlafphasen ablaufen. Der REM-Schlaf ist fest in unserer Biologie verankert und hat tiefgreifende Auswirkungen auf unsere innersten emotionalen Strukturen, die wiederum Einfluss darauf haben, wovon wir träumen, warum wir gerade *davon* träumen und vor allem, wie wir diese Informationen nutzen, um einschränkende

Gedanken und ein eintöniges Leben in etwas Wunderbares, Überraschendes zu verwandeln.

Es gibt zwei verschiedene Schlaftypen: den Schlaf mit schnellen Augenbewegungen (REM) und den Nicht-REM-Schlaf, der aus drei verschiedenen Phasen besteht. Jede Schlafphase ist durch andere Gehirnwellen und eine andere neuronale Aktivität gekennzeichnet. In einer typischen Nacht durchlaufen wir mehrmals die REM-Schlafphase und alle Nicht-REM-Schlafphasen, wobei gegen Morgen immer längere und tiefere REM-Phasen auftreten.

Der REM-Schlaf macht 25 Prozent eines Schlafzyklus aus und tritt erstmals 70 bis 90 Minuten nach dem Einschlafen auf. Da die Schlafzyklen sich innerhalb einer Nacht mehrmals wiederholen, kommen wir auch jede Nacht mehrmals in den REM-Schlaf. Obwohl die meisten Träume im REM-Schlaf auftreten, können wir auch während des Nicht-REM-Schlafs träumen.

Im REM-Schlaf bewegen unsere Augen sich hinter geschlossenen Augenlidern schnell hin und her, und die Gehirnwellenaktivität mit gemischten Frequenzen ähnelt eher derjenigen im Wachzustand. Unsere Atmung wird schneller und unregelmäßiger, und Herzfrequenz und Blutdruck steigen fast auf ihr Niveau im Wachzustand an. Gehirn und Körper sind voller Energie: In dieser Schlafphase träumen wir.

Die REM-Schlafphase beginnt als Reaktion auf Signale, die zwischen verschiedenen Hirnregionen (unter anderem der Großhirnrinde, die für Lernen, Denken und Gedächtniskonsolidierung zuständig ist) hin und her fließen. Daher geht man davon aus, dass der REM-Schlaf beim Lernen und Abspeichern von Erinnerungen eine Rolle spielt und auch dazu beiträgt, unsere Stimmung auszugleichen – obwohl für die Gedächtniskonsolidierung wahrscheinlich sowohl REM- als auch Nicht-REM-Schlaf erforderlich ist.

Signale wandern auch das Rückenmark hinunter und führen zu

einer Lähmung der Gliedmaßen. Die Muskeln unserer Arme und Beine sind also während des REM-Schlafs vorübergehend gelähmt, damit wir das, wovon wir träumen, nicht ausagieren können. Eine krankhafte Störung dieser vorübergehenden Lähmung kann dazu führen, dass Menschen sich im Traum bewegen. Dadurch kann es zu Verletzungen kommen, zum Beispiel wenn man im Traum versucht, einen Ball zu fangen, und dabei gegen Möbel stößt.

Der REM-Schlaf stimuliert die Hirnregionen, die für das Lernen zuständig sind. Studien zufolge können Menschen, denen man den REM-Schlaf entzieht, sich nicht mehr daran erinnern, was ihnen vor dem Zubettgehen beigebracht wurde. Ein Mangel an REM-Schlaf wird auch mit Erkrankungen wie Migräne in Verbindung gebracht.

Warum wir während des REM-Schlafs träumen, weiß man noch nicht genau. Einige Signale, die während des Schlafs an die Großhirnrinde gesendet werden, spielen für das Lernen und das Gedächtnis eine wichtige Rolle, während andere Signale rein zufällig zu entstehen scheinen. Die Großhirnrinde versucht dann möglicherweise, diese zufälligen Signale zu interpretieren oder ihnen einen Sinn zu geben, und erfindet eine »Geschichte«, sodass Träume entstehen.

Nur im REM-Schlaf

Die REM-Schlafphase beginnt. Das Gehirn arbeitet auf Hochtouren, fast so, als wäre es wach; das Herz rast, als würde man in flottem Tempo spazieren gehen; die Gehirnwellen zeigen ein hohes Aktivitätsmuster, und die Muskeln sind gelähmt.

Man kann sich nicht bewegen. Es ist, als stünde man unter dem Einfluss einer vom eigenen Körper hergestellten psychoaktiven Substanz. Dieser magische, urtümliche Zustand, in dem wir keine Kontrolle mehr über unseren Körper haben, bildet einen fruchtbaren Boden für unseren Geist, der unsere Traumwelt jetzt ungehindert erkunden kann. Dieses Wissen bietet dir die Möglichkeit, die chemischen Substanzen und Eiweiße in deinem Körper in etwas Mystisches zu verwandeln – über das Alltägliche hinauszuwachsen und Zugang zu anderen Dimensionen zu gewinnen.

Das kannst du nur während deiner spirituellen Auszeit erreichen, also wenn du alleine schläfst; denn nur dann hast du die Gewissheit, dass niemand das, was du jetzt in deinem Inneren erschaffst, beeinträchtigen kann. In diesem Augenblick bist du eine Alchemistin, die Eisen mithilfe einer in deinem eigenen Organismus verankerten chemischen Formel in Gold verwandeln kann. Das macht dein Körper ganz von selbst, ohne dein bewusstes Zutun – und zwar jede Nacht während des Schlafs. Als souveräne Alleinschläferin kannst du dieses Reich des REM-Schlafs für dich allein beanspruchen.

GEHIRNWELLEN

Damit du noch besser verstehst, was während des REM-Schlafs in deinem Inneren vor sich geht, ist es wichtig zu erwähnen, dass die Wellen, die unser Gehirn während dieser Schlafphase aussendet, uns unserem höheren Selbst näher bringen, weil sie Informationen vom Ursprung aller Dinge an uns weiterleiten. *Gehirnwellen* oder EEG-Wellen sind die sich wiederholenden (oszillierenden) Muster elektrischer Aktivität, die in den verschiedenen Strukturen deines Gehirns erzeugt werden.

Gehirnwellen sind das Medium, mit dessen Hilfe deine Neuronen über kleine, messbare elektrische Impulse miteinander kommunizieren. Diese Wellen haben unterschiedliche Frequenzen: Manche sind schneller, andere langsamer. Um langsamere Wellen zu erreichen, muss unser physischer Körper in harmonischem Einklang mit unserer Atmung stehen – ohne jede Störung oder Unterbrechung. Wenn sie durch Filter voneinander getrennt sind, können wir sie besser beobachten.

Fünf verschiedene Arten von Gehirnwellen mit unterschiedlichen Schwingungsfrequenzen

- **Deltawellen:** 1–4 Hz haben die niedrigste Frequenz, die mit Tiefschlaf, Meditation und einer verminderten Cortisolausschüttung einhergeht und uns den Zugang zu unserem Unterbewusstsein ermöglicht.
- **Thetawellen:** 4–8 Hz haben die Frequenz, in der wir uns im Zustand der Meditation, tiefen Entspannung und Kreativität befinden.
- **Alphawellen:** 8–14 Hz haben die Frequenz, bei der unser Gehirn konzentriert und produktiv ist. Diese Gehirnwellen steigern die Lernfähigkeit und bauen Stress ab; sie bieten uns die Möglichkeit, uns zu entspannen, zu konzentrieren und positiv zu denken. Außerdem erleichtern sie es uns, in einen Flow-Zustand zu kommen.
- **Betawellen:** 14–30 Hz haben eine sehr hohe Frequenz, die konzentrierte Aufmerksamkeit, analytisches Denken und Problemlösung ermöglicht. Sie liefert uns Energie und spornt uns zum Handeln an. Jetzt befinden sich unsere kognitiven Fähigkeiten auf ihrem Höhepunkt.
- **Gammawellen:** 30–100 Hz. Diese Wellen fördern die Aufmerksamkeit für Details und helfen uns, wenn wir etwas auswendig lernen müssen. Sie stehen mit innovativem Denken und Kreativität in Zusammenhang.

NEIDAN: INNERE ALCHEMIE

Wir Menschen haben uns schon immer nach Vitalität und ewiger Jugend gesehnt und nach Tränken und Elixieren gesucht, um eine solche tiefgreifende Wandlung in unserem Leben zu erreichen. Die uralte chinesische energetische Praxis des *Qigong* verfolgt ein ähnliches Ziel, jedoch auf einer inneren Ebene. Sie konzentriert sich auf drei Hauptzentren im physischen Körper, die als Tore zu nicht physischen Bereichen gelten. In unserem Kopf liegt *Shen,* ein Zentrum, das mit Spiritualität und der fünften Dimension in Verbindung steht. In der Mitte des Brustkorbs liegt *Qi,* das Energiezentrum von *pneuma* oder der Lebensluft, das mit der vierten Dimension in Zusammenhang steht. In der Gegend unseres Kreuzbeins befindet sich *Jing,* der physische Körper, der uns mit der dritten Dimension verbindet.

Wenn du dich nun in deinem selbst gewählten Palast schlafen legst, kann nichts und niemand die Ernährung dieser mystischen Zentren stören. Kultiviere, erwecke und verstehe diese Zentren als unerschöpflichen Quell von Lebensenergie und spiritueller Energie. Bei den Ritualen, die du während deiner nächtlichen Auszeit praktizierst, werden sie dir viele wertvolle Informationen liefern.

WER ALLEIN SCHLÄFT, KANN BESSER DENKEN

Zunächst einmal ist es für dich wichtig, genau zu verstehen, was während des Schlafs in deinem Gehirn abläuft. Mit diesem Wissen wird dir noch klarer werden, warum es so wichtig ist, allein zu schlafen: Nur so kannst du das Potenzial deiner Kreativität und deiner Manifestationsfähigkeit voll und ganz ausschöpfen. Wenn du verstehst, wie dein Gehirn während der Nachtruhe funktioniert, wirst du alles aus einem ganz anderen Blickwinkel betrachten und erkennen, wie wichtig es ist, dir diese nächtliche spirituelle Auszeit zu nehmen.

Der *Hypothalamus,* ein tief im Gehirn liegendes Gebilde von der Größe eines kleinen Samenkorns, enthält Gruppen von Nervenzellen, die als Kontrollzentren fungieren. Diese beeinflussen den Schlaf und das Wachsein. Im Hypothalamus liegt der suprachiasmatische Nucleus (SCN). Er besteht aus Gruppen von Tausenden von Zellen, die Informationen über unsere Lichtexposition direkt von den

Augen empfangen und mithilfe dieser Information unseren Schlaf-Wach-Rhythmus steuern.

Der *Hirnstamm*, der sich an der Basis des Gehirns befindet, steuert in Absprache mit dem Hypothalamus den Übergang zwischen Wachsein und Schlaf. (Zum Hirnstamm gehören Strukturen wie der *Pons*, die *Medulla oblongata* und das *Mittelhirn*). Die schlaffördernden Zellen in Hypothalamus und Hirnstamm produzieren einen Nervenbotenstoff namens Gamma-Aminobuttersäure (GABA), der die Aktivität der Wachheitszentren in diesen beiden Hirnregionen eindämmt. Der Hirnstamm (vor allem Pons und Medulla) spielen übrigens auch eine wichtige Rolle für die REM-Schlafphase: Diese beiden Hirnregionen senden nämlich Signale aus, die die für unsere Körperhaltung und die Bewegungen unserer Gliedmaßen wichtigen Muskeln entspannen, damit wir uns im Traum nicht bewegen können.

Der *Thalamus* fungiert als Überträger von Informationen, die von unseren Sinnesorganen kommen, zur Großhirnrinde; er verarbeitet diese Informationen und entscheidet, welche davon in unser Kurzzeitgedächtnis Eingang finden sollen. Während der meisten Schlafphasen bleibt der Thalamus inaktiv, damit wir uns von der Außenwelt abkoppeln können; doch während des REM-Schlafs wird er aktiv und sendet Bilder, Geräusche und andere Sinneseindrücke an die Großhirnrinde, die dann in unsere Träume einfließen.

Die *Zirbeldrüse*, die zwischen den beiden Gehirnhälften liegt, empfängt Signale vom suprachiasmatischen Nucleus und produziert daraufhin mehr Melatonin (ein Hormon, das uns beim Einschlafen hilft), sobald es dunkel wird. Nach Ansicht der Wissenschaftler haben diese Schwankungen unseres Melatoninspiegels die Aufgabe, den zirkadianen Rhythmus unseres Körpers mit dem Hell-Dunkel-Zyklus der Außenwelt zu synchronisieren.

Das *basale Vorderhirn*, das sich im vorderen unteren Teil unseres Gehirns befindet, ist ebenfalls für Schlaf und Wachsein zuständig, während ein Teil des *Mittelhirns* als Arousalsystem (»Wecksystem«) fungiert. Die Ausschüttung von Adenosin (einer chemischen Substanz, die beim Energieverbrauch der Zellen entsteht) in Zellen des basalen Vorderhirns (und wahrscheinlich auch in andere Hirnregionen) trägt dazu bei, den Schlafdruck zu verstärken; dadurch werden wir also müde.

Die *Amygdala* – ein mandelförmiges Gebilde, das an der Verarbeitung von Emotionen beteiligt ist – wird während des REM-Schlafs immer aktiver, wohingegen Gruppen schlaffördernder Neuronen in vielen anderen Hirnregionen aktiver werden, wenn wir uns zum Schlafengehen bereit machen. Bestimmte Nervenbotenstoffe (sogenannte Neurotransmitter) können die Aktivität von Zellen, die Wachheit oder Entspannung signalisieren, »ausschalten« oder dämpfen.

KLARTRÄUME

In diesem Buch werden wir uns mit der Praxis des Klarträumens (auch »luzides Träumen« genannt) beschäftigen. Klarträumen ist ein Zustand, in dem du weißt, dass du träumst; du wachst dabei aber nicht auf, sondern dir ist lediglich bewusst, dass du schläfst und dich in einer Traumwelt befindest. Du kannst in das Traumgeschehen eingreifen und es verändern. Wenn du dir dieses Territorium eroberst, hast du einen großen Fortschritt auf dem Weg zu mehr körperlicher, geistiger und emotionaler Intelligenz gemacht.

Wenn du die Fähigkeit des Klarträumens beherrschst, kannst du Bereiche deines Gehirns, die vorher dem Zufall und den jeweiligen Umständen unterworfen waren, nach Belieben programmieren und steuern. Die Erschaffung luzider Träume (denn dabei handelt es sich um etwas, das du selber wählst – du tust es absichtlich, entscheidest dich also dafür) geht mit einem hohen Bewusstseinsniveau einher, das man als *Metabewusstsein* bezeichnet; mithilfe dieses Bewusstseins kannst du deine eigenen Denkprozesse besser verstehen. Daher haben Menschen, die ihre eigenen Gedanken sehr gut beobachten können, eine größere Chance, luzide Träume zu erleben.

Klarträumer weisen eine ganz besondere Gehirnwellensignatur auf – eine Mischung aus REM-Schlaf und Wachbewusstsein. Außerdem werden bestimmte Bereiche des präfrontalen Kortex, der für komplexe kognitive Funktionen zuständig ist, bei ihnen besonders stark aktiviert. Und nicht zuletzt ist auch der anteriore präfrontale Kortex (der uns zu einem hohen Maß an Selbsterkenntnis und Selbstreflexion im Alltag befähigt) bei Menschen, die luzide Träume haben, besonders groß und dementsprechend höher entwickelt – das heißt, man hat dann mehr Kontrolle über seine Träume, Gedanken und Ideen, reagiert weniger stark auf Stressfaktoren, trifft seine Entscheidungen aus einer innovativen Perspektive heraus und lebt in einem kreativen gedanklichen Austausch zwischen Traumwelt und Tageswelt.

Klarträume gibt es schon seit eh und je in allen Teilen der Welt. Sie werden in der Literatur und Kunst gewürdigt und haben eine enorme Bedeutung für unsere spirituelle Entwicklung. Im Zustand des Klartraums kannst du Dinge verstehen, begreifen und aus einer umfassenderen Perspektive betrachten, Fragen stellen, das Traumgeschehen verändern, dankbar für die Zukunft sein und in vollem Bewusstsein Samenkörner für alles in den Boden legen, was du dir wünschst; denn in der Traumwelt hast du absolute Macht über alles, was geschieht.

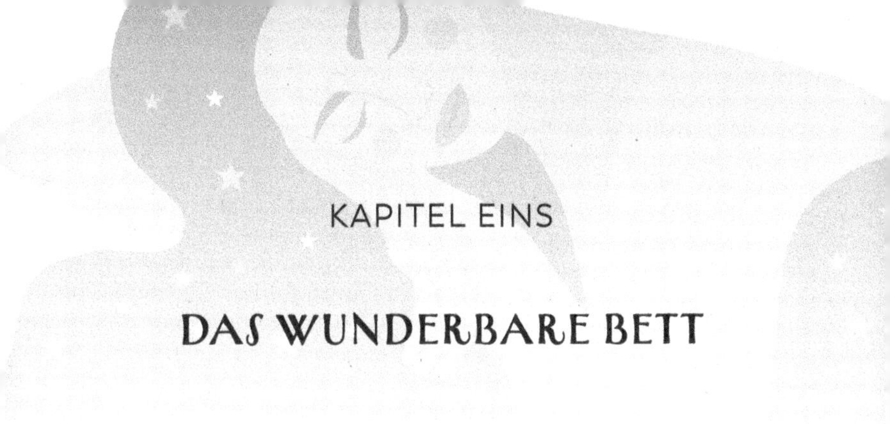

KAPITEL EINS

DAS WUNDERBARE BETT

So wie jeder Mensch von seinem eigenen Teller isst,
muss auch jeder in seinem eigenen Bett schlafen.

Beliebtes Sprichwort aus dem 19. Jahrhundert

Schlafen ist eine private, intime, persönliche und heilige Aktivität. Die industrielle Revolution brachte Menschen auf die Idee, mit ihrem Partner zusammen in einem Bett zu schlafen – eine Praxis, in der sie durch den Einfluss der Kirche und durch das moralisierende Denken der damaligen Zeit noch bestärkt wurden. Ehepartner wurden dazu angeregt, zusammen zu schlafen, um sich selbst und anderen Menschen ihre Kompatibilität und die Harmonie zu demonstrieren, die zwischen ihnen herrschte.

Von Betten aus Stroh und Erde bis hin zu den Betten, die wir heute benutzen, hat die Menschheit inzwischen schon viele verschiedene Formen des Schlafens durchlaufen – von vollständig bekleidet bis nackt, von ganzen Familien, die zusammen in einem Bett schliefen, bis hin zu Reisenden, die sich in Gasthöfen im Mittelalter vorübergehend ein Bett miteinander teilten.

Die Geschichte des Schlafens und des Betts ist eng mit den Gewohnheiten der Menschen und – was noch wichtiger ist – mit der regenerierenden Kraft des Tiefschlafs verbunden. Wenn die Großhirnrinde, die für Gedächtnis, Denken, Sprache und vieles mehr zuständig ist, sich von unseren Sinneseindrücken abkoppelt, tritt sie in eine Erholungsphase ein.

In Anbetracht der Tatsache, dass dein Gehirn 20 Prozent des Sauerstoffs, den du tagsüber einatmest, dafür verbraucht, 86 Milliarden Neuronen und 300 Millionen Zellen zu versorgen, ist es sehr wichtig, dass du dich nachts von diesem oxidativen Stress erholst und regenerierst.

Glaubst du, dass du das auf natürliche, meditative Weise tun kannst, wenn neben dir jemand schnarcht, sich bewegt, herumstrampelt oder dich immer wieder berührt?

Frauen, die allein schlafen, sind intelligenter und selbstständiger; sie sind Königinnen ihres Palasts und Herrscherinnen über ihre Intuition – jener unbestreitbaren Führerin, an der sie sich bei all ihren Entscheidungen orientieren.

In diesem Kapitel möchte ich dir ein paar Rituale zum Lob deines Betts vorstellen: Betrachte es als ein Bett aus Rosen, einen verehrenswerten Raum, der nur für dich allein da ist, in dem du neue Energie auftanken, dich erholen und dir deine wilde nächtliche Energie zurückerobern kannst, um deine Tage zu erhellen.

Hol dir dein Recht zurück, allein zu schlafen, indem du Magie in dein Bett hineinfließen lässt. Lass die Laken, Decken und Matratzen über ihren ursprünglichen Zweck hinauswachsen. Hauche allen Elementen deiner nächtlichen Reise neues Leben und neue Energie ein. Betrachte sie nicht einfach nur als das, was sie sind, sondern erkenne auch das Potenzial, das sie in sich bergen. Stell dir die Möglichkeiten für tiefe Ruhe und Erholung vor, die in jedem dieser Elemente verborgen liegen.

Was könnte aus diesem sauberen Laken im Lauf der goldenen Nacht alles werden?

Wie wird das Kissen deinen Kopf und seine Musen umfangen halten?

Duftet deine Bettdecke nach Erinnerungen an frühere Leben, die du nicht verblassen lassen möchtest?

Das ist die Magie, die dich umgibt, wenn du ganz allein in den tiefen Schlaf deiner Nacht eintauchst, der dir so viel Neues offenbaren kann.

☆ RITUAL 1: BEGEGNUNG MIT DEINEM GURU

1. Setze dich vor dem Schlafengehen kurz hin und lege dein Kissen vor dich.
2. Denke daran, wann dieses Kissen in dein Leben gekommen ist, woher es kommt und ob du es dir ausgesucht oder geschenkt bekommen hast.
3. Lege deine Hände darauf, atme tief durch und meditiere.
4. Stelle dir vor, dass dieses Kissen ein Portal für Klarträume und Antworten auf deine Fragen ist, die du im Wachzustand erhalten wirst.
5. Du kannst auch um Klarheit und Antworten bitten, die auf dem Weg deiner Träume zu dir kommen. Denke daran, dass dein Kissen deinen Kopf und dein Gehirn stützt und dich bei dieser Ausdehnung deines Bewusstseins begleitet.

Wozu dieses Ritual dient und wie man es ausführt

Alles hinterlässt Spuren auf dem Platz, auf den du deinen Kopf im Schlaf bettest.

Das Kissen wird zu einem Guru, dem du dich voller Andacht hingibst, zu einem heiligen Ort – fast wie ein alter Tempel, den du nur barfuß und mit äußerstem Respekt betreten darfst.

Wenn du die Frequenz der Energie messen könntest, die dein Kissen Nacht für Nacht in sich aufnimmt, würdest du über die Kraft und Qualität dieser Energie staunen. Diese Eindrücke sind zwar unsichtbar, haben aber trotzdem einen starken Einfluss; denn jeder Impuls, jede Bewegung und jeder Traum, den du erzeugst, wird von dem Kissen aufgenommen und ist darin präsent.

So wird ein einfaches Kissen oder Kopfpolster zu deinem Vehikel für eine Reise in die Tiefen der Nacht und ins Geheimnis deines Unterbewusstseins.

☆ RITUAL 2: EROBERE DIR DEIN BETT

Bei dem nun folgenden Ritual solltest du geistig voll und ganz präsent sein. Lege einen Stift und ein Blatt Papier neben dein Bett, um nach dem Aufwachen gleich aufschreiben zu können, an welchen Traum (oder welche Träume) du dich noch erinnerst. Vertraue auf die Stabilität deines Vehikels und auf die Freiheit deines Gehirns, das mühelos Klarträume erzeugen kann, wenn du allein schläfst.

1. Entferne alle unnötigen Gegenstände – alles, was sich zwischen den Laken oder auf der Decke befindet – von deinem Bett.
2. Rutsche in die Mitte: Versuche, dich genau im Zentrum deines Betts zu positionieren.
3. Lege dich auf den Rücken und spreize deine Arme und Beine so weit wie möglich. Strecke dich aus und erobere den Raum; denn im Bett sind deinem Körper keine Grenzen auferlegt.
4. Spüre beim Atmen die Mittellinie, die die beiden Welten voneinander trennt: die Welt des Schlafs und die des Wachseins, die Welt des Bewusstseins und die des Unterbewusstseins, die der Traumwelt und die der Tageswelt mit ihren Sinneseindrücken.
5. Nimm den ganzen Raum deines Betts in Besitz und lege dich so hin, als wäre dein Körper ein vierzackiger Stern mit einem leuchtenden, pulsierenden Zentrum. Stell dir deine poetische Gestalt beispielsweise wie einen Diamanten vor, der in deinem Bett liegt und leuchtet.

6. Strecke beide Arme und Beine aus und spüre die Achse in der Mitte deines Körpers, in der dein Herz schlägt; spüre seinen Rhythmus und die Botschaft, die es dir übermittelt.
7. Atme in den Bauch bzw. in dein Zwerchfell hinein, sodass deine Bauchdecke sich dabei rhythmisch hebt und senkt. Und nun lass dich vom Schlaf davontragen.
8. Du wirst jetzt in einen Zustand der Entspannung und Kreativität eintreten. Lass die Ideen kommen – unterbrich ihren Fluss nicht. Immer wenn Gedanken in dir aufsteigen, die dich ablenken, lass sie vorbeiziehen wie Wolken am Himmel.

Wozu dieses Ritual dient und wie man es ausführt

Dein Bett ist ein symbolischer Ort, der deine Beziehung zur Welt, zu anderen Gegenständen und zu den Orten widerspiegelt, an denen du lebst und durch die du dich hindurchbewegst. Behauptest du deinen Platz in der Welt, in deinem Haus, an deinem Arbeitsplatz? Nimmst du das, was dir zusteht, in Besitz und vergrößerst es sogar noch, oder begnügst du dich mit einer kleinen Ecke, in die du kaum hineinpasst?

Wenn du dieses Ritual praktizierst, erteilst du dir damit die Erlaubnis, bisher tabuisierte, unerreichbare oder ferne Bereiche deines Lebens zu erkunden. Dich im Bett auszustrecken, ist ein symbolischer Akt, mit dem du gleichzeitig auch deinen Platz im Wachleben beanspruchst.

Dein Bett zu erobern ist eine Übung, die du so oft machen solltest, wie du kannst (mindestens einmal pro Woche während deiner nächtlichen Auszeit, in der du allein schläfst), um zu beobachten und zu dokumentieren, was in deinem Körper, deiner Psyche und deinen Emotionen passiert, sobald du aufwachst. Nimm deine nächtliche Ruhezone in Besitz, indem du das Bett zu deinem Königreich und seine Mittellinie zur Achse der Welt machst. Erziehe deinen Körper dazu, deinen Platz auf diesem Planeten auf eine ganz neue Art und Weise zu spüren. Du hast die Erlaubnis zu wachsen und dich zu entfalten und dich in all deinen Ausdrucksformen ungehindert zu zeigen.

☆ RITUAL 3: ONEIRONAUTIN

1. Nimm dir fest vor, luzide Träume zu haben. Sage dir in Gedanken, dass du heute Nacht klarträumen wirst.
2. Denke den ganzen Tag über an diese Absicht (wiederhole während deiner Wachstunden in Gedanken immer wieder den Vorsatz, aus deinen Träumen aufzuwachen). Konzentriere dich vor allem darauf, diese Absicht vor dem Schlafengehen mehrfach zu bekräftigen.
3. Mach eine kurze Meditation, in der du dir vornimmst, deine Träume zu beobachten und dir der Tatsache bewusst zu werden, dass du träumst.
4. Lege ein Notizbuch und einen Stift neben dein Bett; das bereitet dich innerlich darauf vor, dich an deinen Traum zu erinnern. Sei dir der Tatsache bewusst, dass du beides griffbereit neben dir liegen hast.
5. Stell deinen Wecker so, dass du zwei Stunden früher aufwachst als sonst. Nach dem Aufwachen bleibst du zehn Minuten lang ruhig liegen, bis du wieder einschläfst.
6. Erinnere dich an den Inhalt deiner Träume und schreibe sie auf.

Wozu dieses Ritual dient und wie man es ausführt

Wie ein Astronaut, der durch den Weltraum reist, navigiert der *Oneironaut* durch die Welt seiner Träume. Dieser Begriff wird in der Psychologie für jemanden verwendet, dem während des Traums bewusst ist, dass er träumt, und der sich dabei in einem dem Wachsein ähnlichen geistigen Zustand befindet.

Wenn du während eines Traums erkennst, dass du träumst, gelangst du in einen Zustand des Klarträumens oder *luziden Traums.* Jetzt kannst du mit deiner Traumwelt in Interaktion treten, Gespräche mit Traumfiguren führen und sogar das Traumgeschehen beeinflussen.

Stell dir vor, du wachst mitten im Traum auf – wie eine Figur in einem Film, der plötzlich klar wird, dass sie sowohl Zuschauer als auch Schauspieler ist. Vielleicht hast du das sogar schon mal erlebt: ein Erwachen, nach dem du dich nicht im Wachzustand, sondern in einer spannenden Traumwelt wiederfandest. Für alle, die es noch nicht erlebt haben, und sogar für diejenigen, die dieses Gefühl bereits kennen, besteht der Zweck dieses Rituals darin, sich mit diesem Zustand vertraut zu machen, um sein Potenzial nutzen zu können.

In der Nacht weben unsere Träume einen Teppich aus Menschlichkeit, die uns alle miteinander verbindet. Diese geheimnisvolle Mischung aus Erinnerungen vom Vortag, Echos aus früheren Leben, dem Flüstern der Unendlichkeit und der Sprache wortloser Intuition birgt eine unendliche Kraft – wenn wir lernen, sie zu nutzen.

Allein zu schlafen, bietet dir enorme Chancen, denn dann kannst du dich auf dem spirituellen Weg des luziden Träumens mit dir selbst beschäftigen – was uralte Kulturen wie beispielsweise die der Buddhisten mit ihrem Traum-Yoga oder die der Hindus mit dem Yoga Nidra schon seit Jahrhunderten praktizieren.

Der beste Weg, ein Oneironaut (also jemand, der luzide Träume hat) zu werden, besteht darin, die Kraft dieses Rituals zu nutzen: Versprich dir ein paar Minuten vor dem Schlafengehen, im Traum aufzuwachen; stell deinen Wecker so, dass du zwei Stunden früher als sonst erwachst; bleibe nach dem Wecken ein paar Minuten lang wach und schlafe dann wieder ein. Denke daran, Stift und Papier neben dir liegen zu haben.

Wie bei jeder Praxis, sind Geduld und Selbstmitgefühl auch hierbei von entscheidender Wichtigkeit. Wenn du nicht sofort Erfolge siehst, probiere es einfach weiter; früher oder später wirst du mit ein bisschen Ausdauer und Disziplin schon in den Genuss des ganz besonderen Erlebnisses kommen, mitten in einem Traum aufzuwachen. Du kannst dieses Ritual anfangs einmal pro Woche machen; und sobald du merkst, wie gut es deinem Körper und deinem Geist tut, steigerst du die Häufigkeit langsam. Schreibe deine Träume so genau wie möglich auf, denn sie enthalten wertvolle Erkenntnisse über deine Wünsche und die Richtung, die du in deinem Leben einschlagen solltest.

☆ RITUAL 4: DIE VIER HIMMELSRICHTUNGEN

1. Lege dich auf dein Bett und nimm mit deinen vier Himmelsrichtungen Kontakt auf. Atme tief ein und aus und erweise deinem ganzen Sein deine Ehre:
   - Deine Fußsohlen repräsentieren den Süden. Sie sind somit ein Anker der Stabilität vermittelt, der aber gleichzeitig auch für Freiheit steht.
   - Der Scheitelpunkt (der höchste Punkt) deines Kopfes verkörpert den Norden und verbindet dich mit dem Universum und den Botschaften, die von oben kommen.
   - Die rechte Seite deines Körpers steht für den Osten, der voller aktiver Energie ist. Die Gliedmaßen auf dieser Seite arbeiten mit den Prozessen der Welt und des Lebens zusammen und spiegeln den Kreislauf von Geburt und Wiedergeburt wider, so wie die aufgehende Sonne.
   - Der Westen wird durch deine linke Seite repräsentiert, die dein intelligentes Emotionszentrum und deine Fähigkeit zur Transformation beherbergt und wo dein Herz in gleichmäßigem Rhythmus schlägt.

2. Nimm all diese Teile von deinem Wesen in ihrer Gesamtheit an und sei dir darüber im Klaren, dass es sich dabei um magnetische Punkte der Erde handelt, die dich mit allem verbinden, was es überhaupt nur gibt.
3. Stelle dir deinen Körper als ein auf hoher Frequenz schwingendes magnetisches Zentrum in der Mitte der Matratze vor. Visualisiere, wie deine vier Himmelsrichtungen die Lebensenergien des Planeten herbeirufen.
4. Du kannst eine Zeichnung oder Silhouette deines Körpers mit den vier Himmelsrichtungen am Kopfteil deines Betts oder an der Decke über deinem Bett aufhängen, um dich daran zu erinnern, dass du der Kompass der Welt bist.

Wozu dieses Ritual dient und wie man es ausführt

Als Navigationssystem nutzt der Kompass die vier Himmelsrichtungen und dient Entdeckungsreisenden, die sich in unbekannte Gebiete hineinwagen, von denen es noch keine Karte gibt, als Orientierungshilfe. Das sind magnetische Punkte, die Informationen für Seefahrer, Wanderer und Pilger enthalten. Die Traditionen unserer Vorfahren verleihen jedem dieser Punkte Kraft; darin spiegelt sich eine Weltanschauung wider, die alles miteinander vereint und verbindet und den Praktizierenden oder Eingeweihten daran erinnert, den Schutz anzurufen, der ihn umgibt.

Durch dieses Ritual wirst du zu deinem eigenen Kompass. Du begrüßt die vier Himmelsrichtungen, entfachst die kreative Vorstellungskraft und zündest den Visualisierungsprozess in deinem Inneren und ehrst die lebensspendenden Elemente. Rufe zunächst den Großen Geist des Himmels an, der über dir auf dem Wind schwebt. Als Nächstes stellst du dir unter deinen Füßen das Herz der Erde vor, das dir nicht nur festen Boden, sondern auch einen fruchtbaren Ort für die Aussaat bietet. Zu deiner Rechten rufst du den Osten an, wo das Feuer sich entzündet, so wie die Sonne morgens aufgeht. Im Westen rufst du das reinigende Wasser an, das dich zu einem Zustand des Gleichgewichts hinführt.

In deinem Innersten pulsiert dein lebenswichtiges Herz bei jedem Schlag. Spüre, wie sein Rhythmus durch dich hindurchfließt – durch deine Fersen, deine Beine, ja sogar deinen Hinterkopf. Obwohl sie unsichtbar sind, verbinden diese aktivierten Bereiche sich miteinander und werden zu deinem inneren Kompass.

Dieses nächtliche Ritual findet sein Echo in deinem Wachleben, weil es auch da präsent und aktiv ist – du kannst es zu allem, was du tagsüber tust, mitnehmen. Wenn du diese vier Himmelsrichtungen und ihre Kräfte visualisierst, kannst du Schwierigkeiten oder Hindernisse gelassen und würdevoll meistern, weil du weißt, dass sichtbare und unsichtbare Kräfte dich dabei unterstützen.

☆ RITUAL 5: *TRATAKA*

1. Suche dir ein paar Minuten vor dem Schlafengehen einen ruhigen Ort. Am besten eignen sich dein eigenes Bett und dein eigenes Schlafzimmer für diese spirituelle Konzentrationsübung.
2. Zünde eine Kerze an und stell dich so hin, dass deine Augen auf das ruhige Licht der Flamme gerichtet sind. Atme tief ein und beobachte, wie die Kerze brennt, ohne dass ihre Flamme hin und her flackert. Du kannst für dieses Ritual eine Wachskerze oder, als sicherere Alternative, eine künstliche Kerze verwenden, denn dabei geht es nicht um das Objekt selbst, sondern um den ruhigen, unbewegten Lichtschimmer, der deinen Blick auf sich zieht.
3. Versuche, nicht zu blinzeln (denn das würde deine volle Aufmerksamkeit erfordern). Schau ein paar Minuten lang in die Flamme und schließe dann die Augen.
4. Schau nun auf das Abbild des Lichts zwischen deinen Augenbrauen. Beobachte das, was dort erscheint, wie das Negativ eines

Fotos. Bleibe eine Zeit lang in dieser Position und genieße diese Erfahrung.

5. Atme weiterhin bewusst und schau dabei weiter in die Flamme. Lass die Gedanken, die in dir aufsteigen, wie Wolken vorüberziehen: Du wirst jetzt vielleicht vieles fühlen – verschiedene Emotionen und Gedanken aller Art wahrnehmen –, unbedingt auf deinen Blick in die Flamme und konzentriere dich auf deine Atmung.
6. Atme noch fünfmal langsam und tief ein und aus und schlage dann die Augen auf.
7. Notiere dir deine Erfahrungen bei diesem Ritual, ohne darüber nachzudenken oder sie in irgendeiner Form korrigieren zu wollen. Lass einfach die Inhalte deines Unterbewusstseins zum Vorschein kommen und fließen. Bereite deinen Körper, deinen Geist und deine Emotionen darauf vor, in die Welt der Träume einzutauchen.

Wozu dieses Ritual dient und wie man es ausführt

Diese einfache Übung, bei der wir die ruhige Flamme einer Kerze, einen Stern oder irgendeinen anderen Lichtpunkt beobachten (eine Lichtquelle, auf die wir unseren Blick richten können, ohne zu blinzeln), ist ein Tor zu unserer inneren Welt. Dieses Tor führt uns zu dem unsichtbaren System hin, das uns unterstützt, und letztendlich zu einem umfassenderen Verständnis unserer Verbundenheit mit allem und jedem.

Trataka ist ein Sanskrit-Wort, das »schauen« oder »beobachten« bedeutet. Dabei handelt es sich um eine Yoga-Reinigungsmethode und Meditationspraxis, bei der man mehrere Minuten lang auf einen Punkt schaut, ohne zu blinzeln. Das aktiviert dein drittes Auge – das Chakra, das zwischen deinen Augenbrauen liegt – und öffnet deinen Geist für mystische Erfahrungen und Botschaften, die schlummernde Fähigkeiten wie beispielsweise Telepathie, Hellsehen, Intuition und bedingungslose Liebe zu allen Menschen in dir wecken.

Trataka beruhigt den Geist und befreit ihn von mentalen Störgeräuschen.

Durch diese Praxis entsteht unweigerlich eine kreative Stille, sodass innovative Ideen dein Herz erreichen können.

Sie erzeugt einen immateriellen Austausch zwischen den Augen und den Informationen, die dein Gehirn empfängt, und übersetzt diese in Bilder, die du noch nie zuvor gesehen hast.

Dadurch, dass du deinen Blick auf einen Punkt fokussierst, bringst du deinen Vagusnerv und somit auch dein ganzes Hormon- und Atmungssystem ins Gleichgewicht.

Für *Trataka* gibt es keine Kontraindikationen; du kannst es entweder allein oder zusammen mit anderen Menschen mindestens einmal am Tag ein paar Minuten lang praktizieren. (Du kannst mit ein paar Sekunden anfangen und die Zeitdauer mit zunehmender Übung dann immer weiter verlängern.)

Dadurch erweitert sich die Funktionsfähigkeit deines Gehirns.

Dein Blick wird schärfer und tiefer, sodass du über den Tellerrand des Offensichtlichen hinausschauen und die Feinheiten der Körper verstehen kannst.

Bitte die Flamme – das Feuer –, dir zu antworten und zu helfen, damit du über das Offensichtliche hinausschauen kannst. Bereite dich auf deine Trataka-Reise vor.

☆ RITUAL 6: SETZ DICH AUF DEINEN THRON, KÖNIGIN

1. Suche dir einen Stuhl oder Sessel, der dir gefällt (am besten einen mit Armlehnen). Wähle verschiedene Objekte aus, die du im Haus hast, um deinen Thron zu gestalten.

2. Stell deinen Thron in der Nähe deines Betts auf, damit du dich vor dem Schlafengehen daraufsetzen kannst. Er sollte ganz nah bei deinem Bett stehen, damit er zu einem Teil deiner Schlafzimmereinrichtung wird und dein Geist ihn als wichtiges Element deines nächtlichen Rituals erkennt.
3. Bemale, dekoriere und verschönere ihn mit Farben, Kristallen, Federn, Steinen, Glitzer, Stoffen oder Bändern. Für die Dekoration deines Throns gibt es keinerlei Einschränkungen, also lass deiner Fantasie ruhig freien Lauf. Spüre, wie diese Verzierungen mit der Intelligenz deines Herzens in Resonanz stehen.
4. Gestalte deinen Thron als Zufluchtsort, an dem du deine innere Königin feiern kannst. Hier haben Werturteile und Selbstkritik keinen Platz. Schmücke diesen Platz mit Gegenständen, die ein Gefühl der Freude in dir wecken – denn er ist dein Meditationsaltar und ein Tor zu deinem innersten Selbst. Setz dich hin, ruh dich aus, lies, sing, atme tief durch. Spüre deinen Körper; beobachte deine Seele. Steig auf deinen Thron – eine Vision der Pracht und Schönheit – und mach dich dafür bereit, über deine innere Welt zu herrschen.
5. Der Thron ist deine Übergangszone zwischen Traumwelt und Wachzustand, Unterbewusstsein und Bewusstsein. Nimm ihn in Besitz und genieße ihn.

Wozu dieses Ritual dient und wie man es ausführt

Die Verwandlung von Alltagsgegenständen in heilige Orte ist eine sehr wirksame Methode, die dir dabei helfen kann, deinen Wert und deine Rolle in diesem Raum und dieser Zeit freudig anzunehmen. Wenn du dich darin übst, mit der Energie der Königin auf deinem Thron zu leben, führt das zu einer unbewussten, tiefgreifenden Veränderung deiner Glaubenssysteme: Dinge, die sich vorher nie zu bewegen schienen, beginnen plötzlich zu fließen. Der symbolische Akt, deinen Thron zu erschaffen und dich daraufzusetzen, bekämpft selbstzerstörerische Gedanken und schafft ein intelligentes Gegengewicht zu der Selbstkritik, die du vielleicht manchmal an dir übst.

Setze dich zunächst sacht auf dein Kreuzbein. Das ist ein heiliger Körperbereich, der deine lebensspendenden Organe stützt: Gebärmutter, Eierstöcke, Eileiter, Drüsen und Gewebe, die auf perfekte Weise mit deiner kreativen Energie verwoben sind.

Während du in königlicher Haltung auf deinem Thron sitzt, stellst du dir deine Wirbelsäule als Säule aus goldenen Scheiben vor. Durch diese Scheiben fließt eine Quelle der Intelligenz, eine Sinfonie aus feinstofflichen Energien, die ihren Höhepunkt im Kronenchakra am Scheitelpunkt deines Kopfes findet, in dem du mit der Unendlichkeit in Verbindung trittst.

Nimm deinen Thron für dich in Anspruch, Königin. Halte dich mindestens einmal pro Tag an diesem einsamen Ort auf. Ehre ihn, denn er gehört nur dir allein. Während du auf diesem Thron sitzt, solltest du auf das Auf und Ab deiner Ideen und Emotionen achten und sie am besten schriftlich aufzeichnen. Beobachte, wie sie sich sanft wieder auflösen und Platz für Wunder machen, die erst noch entdeckt werden müssen.

Sobald du innerlich bereit bist, ins Bett zu gehen, setzt du dein Diamantdiadem auf. Mit großem Respekt und großer Ehrerbietung für dein Sein stimmst du dich nun darauf ein, wie eine Königin zu schlafen. Schlafe, um dich zu erholen, zu regenerieren, ins Gleichgewicht zu kommen, dich selbst zu entdecken, mit unsichtbaren Welten in Kontakt zu treten, deinen Körper zu verlassen und in höhere Bewusstseinszustände aufzusteigen; versinke in einer tiefen Meditation und finde Antworten auf die Fragen, die du dir tagsüber gestellt hast.

Nutze deinen Thron, um eine dauerhafte Verbindung zwischen

Körper und Seele, Kopf und Herz, deinem Wunsch und seiner Manifestation in der Realität herzustellen.

Mystiker betrachten den Schlaf schon seit Langem als Tor zu einer anderen Welt. Im Judentum bedanken sich die Menschen zum Beispiel mit dem Morgengebet *Modeh Ani* (Ich danke dir) bei Gott dafür, dass er sie wieder aus der anderen Welt zurückgebracht hat – und bestätigen damit gleichzeitig die Tatsache, dass unsere Seelen, die wir während des Schlafs Gott anvertraut haben, nachts erneuert werden und beim Aufwachen wieder in diese irdische Welt zurückkehren.

Ich möchte *Modeh Ani* – das Gebet, in dem die Menschen den mystischen Charakter der Dankbarkeit und das Gefühl zum Ausdruck bringen, dass die Seele (vor allem während des luziden Träumens) den Körper transzendiert – an dieser Stelle zitieren. Durch göttliche Gnade erwachen wir jeden Morgen, wenn unser Geist sich wieder mit unserem physischen Körper vereint, aufs Neue. Das Gebet fängt dieses Gefühl in wunderschönen Worten ein: »Ich danke dir, König des Universums, dafür, dass du so gnädig warst, meine Seele in meinen Körper zurückzubringen. Mein Glaube an dich ist groß.«

☆ RITUAL 7: SPRICH LEISE MIT DIR SELBST

1. Lass deinen Körper aufs Bett fallen und spüre, dass dein Rücken dort gut gestützt wird.
2. Lege eine Hand unterhalb des Nabels auf deinen Bauch und berühre deinen weiblichen Altar.
3. Lege die andere Hand auf dein Herz und beginne, bewusst zu atmen.
4. Spüre bei jedem Einatmen, wie die Atemluft bis zur Mitte deines Brustkorbs hinabsteigt. Sprich dabei ein Wort deiner Wahl vor dich hin, das eine hohe Schwingung hat. (Es sollte ein Wort

sein, bei dem du dich gut und schön fühlst und das eine positive Energie für dich und andere Menschen erzeugt, wenn du daran denkst und es aussprichst.)

5. Behalte das Wort im Kopf und stell dir zwischen deinem Unterbauch und deinem Herzen eine goldene Linie vor, die sich beim Einatmen wie eine ständige Aufwärtsspirale bewegt.
6. Lege das Wort, das du gewählt hast, in deine Hände und führe es über deinen ganzen Körper, um dein Nervensystem zu harmonisieren. Tue das so, als würdest du dich selbst lange und ausgiebig streicheln.
7. Praktiziere dieses Ritual als nächtliche Meditationsform. Mit diesem Wort schulst du deinen Geist in einer neuen Gewohnheit.

Wozu dieses Ritual dient und wie man es ausführt

Sprich leise mit dir selbst, liebe dich von ganzem Herzen, öffne deinen Geist und erweitere die Kunst des Seins. Schau nach vorne, spüre in dich hinein: Du bist der Leuchtturm, das Licht und die Luft. Während du dein Wort leise vor dich hin flüsterst, streichelst du deinen Körper nicht nur mit den Händen, sondern auch mit deinem Atem. Deine Lebenskraft, *prana,* strömt bei jedem Ausatmen aus deinem Mund und deiner Nase hinaus. Diese Luft ist für den Prozess des spirituellen Wachstums von größter Bedeutung, da der Geist durch deine feinstofflichen Atmungskanäle hindurchfließt. Obwohl er unsichtbar ist, besitzt er eine große Kraft.

Dieses Ritual stimmt deinen Geist, dein Herz und deine Intuition auf eine Nacht geschärften Bewusstseins und genauer Selbstbeobachtung ein. Lege einen Stift und ein Blatt Papier neben dein Bett, um das Wort, für das du dich entschieden hast, und die Resonanz, die es in dir weckt, schriftlich festzuhalten. Am wichtigsten ist es, nach dieser Übung deine Träume aufzuschreiben. Die Kraft der Selbstbejahung kann erstaunliche Offenbarungen beinhalten und dich im Wachzustand mit wichtigen Erkenntnissen überraschen. Vor dem Einschlafen zu meditieren, ist der Schlüssel zu intensiver nächtlicher Ruhe und Erholung; es ist wissenschaftlich erwiesen, dass eine solche Meditation viele Vorteile bringt. Dieses nächtliche Ritual kann einen tiefgreifenden Einfluss auf dein Verständnis der menschlichen Erfahrung haben.

Seit den Zeiten des flackernden Feuers in den Höhlen, in denen unsere Vorfahren lebten, haben wir immer nach Licht gesucht, um die dunkle Welt des Unbekannten zu durchdringen – ein Reich, das unser eigenes Unterbewusstsein widerspiegelt. Die Nacht mit ihren verborgenen Geheimnissen und ihrem unerforschten Terrain weckt unseren Entdeckungsdrang und bringt uns zum Staunen. Wir schauen nach oben, angezogen von den Sternbildern, den Mondphasen und der Weite des Kosmos, der uns umgibt. Die Dunkelheit zwingt uns, über den Tellerrand hinauszuschauen, die Ehrfurcht gebietende Unendlichkeit des Nachthimmels zu erleben und über das Außergewöhnliche nachzudenken. Praktiziere dieses Ritual als Meditation, die die Liebe zur Nacht in dir wecken und dich mit dem Unendlichen verbinden wird. Entwickle deine Weltanschauung, indem du deine Zellen mit den Sternen, dein Sein mit dem großen Ganzen und deinen Atem mit dem Mond verbindest, der die Gezeiten in Gang setzt.

Dein letzter Gedanke vor dem Einschlafen hat einen ungeheuer starken Einfluss auf deine nächtliche Entwicklung. Lass dein letztes bewusstes Flüstern eine sanfte Liebkosung sein – ein Zeugnis deiner Selbstachtung und einer Liebe, die darauf wartet, entdeckt zu werden.

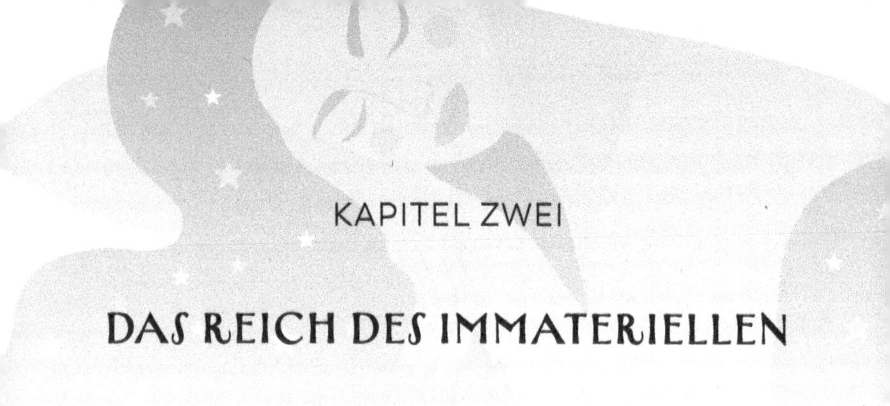

KAPITEL ZWEI

DAS REICH DES IMMATERIELLEN

Allein zu schlafen, stellt viele soziale, politische, ja sogar wirtschaftliche Regeln und Gesetze infrage. In vielen Lebenssituationen sind Frauen den Männern auch heute noch untergeordnet. Selbst in den »harmonischsten« Ehen läuft das Zusammenleben nicht mehr ganz so reibungslos, wenn die Frau »NEIN« sagt, denn das Setzen von Grenzen bringt andere Menschen aus dem Konzept.

Mit einer anderen Person im selben Bett zu schlafen, könnte dich in eine quasipermanente Abhängigkeitsbeziehung hineinbringen, weil du damit eine parasitäre Dynamik aufbaust, die deine lebenswichtige göttliche Energie aufsaugt, absorbiert und phagozytiert.

Zwischen dem »Ja« zum Teilen des Betts und der Entscheidung, »Nein« dazu zu sagen, zieht sich eine dünne rote Linie voller Tabus. Das traditionelle Narrativ schiebt uns Frauen oft die Erklärungslast zu, selbst wenn unser Wunsch etwas sehr Persönliches ist.

Du kannst mit jemandem zusammen schlafen, wenn du willst.

Du kannst aber auch alleine schlafen, wenn du das möchtest.

Eine wunderschöne Reise entfaltet sich vor uns – von unseren Sinneswahrnehmungen bis hin zu einer Bewusstseinserweiterung, in der wir uns vom Unsichtbaren nähren können. Frauen (die oft ein besonderes Talent dafür haben, auf das Immaterielle zu vertrauen) finden diesen Zugang möglicherweise leichter. Wir können lernen, diesen immateriellen Raum zu ehren, den man mit dem Körper auf einer tieferen Ebene wahrnimmt und fühlt als nur mit dem Verstand.

Carl Gustav Jung hat einmal gesagt, dass Zeichen und Symbole nicht dasselbe sind. Zeichen hängen unmittelbar mit Dingen zusammen, die uns vertraut sind, während Symbole immer etwas Mehrdeutiges an sich haben, das nach Interpretation ruft und uns etwas Unbekanntes offenbart.

Die Rituale in diesem Kapitel wollen dich dazu einladen, den unendlichen Reichtum der Symbolik zu entdecken – eine Sprache, die jeder von uns auf seine eigene Weise interpretiert. Durch diese Entdeckungsreise wirst du die unerschütterliche Gewissheit finden, die in deinem eigenen Inneren ruht.

Du brauchst niemanden um Erlaubnis dafür zu fragen.

Und du musst auch keine Erklärungen dazu abgeben.

Es ist an der Zeit, die unsichtbare Kraft, die in dir wohnt und weit über die Grenzen deines Ichs hinausgeht, freudig anzunehmen. Erwecke sie zum Leben, und sie wird zu einem Quell der Erneuerung, Wiedergeburt und Revolution für dich werden …

Das Reich des Immateriellen ist mehr als nur ein Urlaubsziel. Es ist ein unberührter Zufluchtsort, der nur dir allein zugänglich ist und den du nach Belieben betreten und wieder verlassen kannst. Hier gedeihen deine Hormone, Drüsen und inneren Systeme in einer reinen Umgebung, frei von äußeren energetischen Störungen.

Hier ist ein Gedicht, aus dem ich ein Lied komponiert habe, um dich bei der Entdeckung dieses immateriellen Reichs in deinem eigenen Inneren zu inspirieren und anzuleiten:

In dir gibt es einen Dschungel
Mit Flüssen, Pflanzen, Steinen …
So grün und saftig,
Eine reine, üppige Pracht, mit der du in Kontakt treten kannst.

Wasser fließt durch deine Adern.
Luft strömt durch deine Zellen.
Feuer wächst in deiner Brust …
Und das Herz der Erde schlägt in deinen Knochen.

Aber wenn du erwachen willst,
Musst du tiefer in dich hineingehen.
Aber wenn du etwas entdecken willst,
Musst du tiefer in dich hineingehen.

In das immaterielle Reich,
In das immaterielle Reich …
Dieses unerforschte Terrain,
Den reinsten Teil deines inneren Dschungels …
Wo sich das Geheimnisvolle manifestiert.

Und wenn du verstehen willst …
Und wenn du dich danach sehnst, zu atmen …
Wenn du eine kleine Auszeit brauchst,
Dann wartet dieses immaterielle Reich auf dich.

Wo es keine Landkarten gibt, lass einfach los.
Wenn es keine Wege gibt, dann schaffe welche.
Auch wenn du anfangs vielleicht Angst hast,
Im immateriellen Reich wirst du alles verstehen.

Alles ist einfacher, als du denkst.
Alles ist schöner, als es aussieht.
In deinem eigenen Inneren warten die Antworten:
Du bist der Meister, und du hast die Macht.

Cynthia Zak, »La Zona Intangible«
(Das immaterielle Reich)

☆ RITUAL 8: FENG-SHUI IM SCHLAFZIMMER

1. Säubere den Raum rund um dein Bett und räume ihn auf.
2. Räume alles weg, was unter deinem Bett liegt: zum Beispiel Kisten, Kartons und so weiter. Leere diesen Bereich, damit die Luft ungehindert zirkulieren kann.
3. Entferne alle Spiegel, die vor deinem Bett stehen oder hängen, damit du dich im Schlaf nicht selbst reflektierst; denn das zerstreut die Energie.
4. Stelle dein Bett nach Möglichkeit an einer Wand auf, und zwar so, dass es nicht direkt gegenüber der Schlafzimmertür steht (obwohl du die Tür im Blickfeld haben solltest).
5. Wähle ein Foto oder Bild von irgendetwas aus, das dir wichtig ist. Das soll das Letzte sein, was du vor dem Schlafengehen siehst, und das Erste, wenn du die Augen wieder öffnest (beispielsweise ein religiöses oder spirituelles Bild, ein Foto von einem Lehrer, einem geliebten Menschen oder Ähnliches).
6. Stelle deine Schlafzimmermöbel (Nachttische, Stühle und so weiter) stets paarweise auf. Vor allem in der Nähe deines Betts sollten die Möbel immer in Paaren stehen, damit ein harmonisches Gleichgewicht entsteht.
7. Auf elektronische Geräte in Bettnähe solltest du verzichten.
8. Lüfte dein Schlafzimmer jeden Tag und achte darauf, dass rund um dein Bett alles sauber und ordentlich ist.

Wozu dieses Ritual dient und wie man es ausführt

Feng-Shui – wörtlich übersetzt »Wind-Wasser« – ist eine uralte chinesische Praxis, die Harmonie und Ausgewogenheit in unseren Wohnräumen fördert. Verwurzelt in dem poetischen Konzept des *Qi* – der Energie des Universums, die alles miteinander verbindet –, entfaltet Feng-Shui seine positive Wirkung nur in einer Umgebung, die frei von physischer, mentaler und emotionaler Unordnung ist.

Wahre Vitalität kommt von innen und beeinflusst die Ordnung und den Fluss deiner Energie nach außen. Das gilt auch für deine Schlafumgebung. Die Anordnung deines Betts und der Gegenstände in deinem Schlafzimmer kann deine nächtliche Entwicklung auf dynamische Weise beeinflussen. Wenn du einen harmonischen Raum um dich herum schaffst, kann dein Qi nachts frei und ungehindert fließen, was die Entstehung von Klarträumen und Traumreisen fördert.

Qi beeinflusst unser Leben, unsere Ideen und Emotionen ständig. Es fließt sowohl in uns als auch um uns herum und webt überall seine unsichtbaren Verbindungsfäden. Im Feng-Shui gibt es fünf elementare Energiequellen, die man berücksichtigen sollte. Ich fände es schön, wenn du diese fünf Elemente von nun an auch in deinem eigenen Inneren wahrnehmen und beobachten würdest:

- *Holz:* Ein edles Element, das Kreativität, Wachstum, Stabilität und Beständigkeit fördert. Wenn du es in dein Zuhause integrieren möchtest, kannst du das mithilfe von Pflanzen, Bäumen und grünen Gegenständen tun; denn die stehen für das Element Holz. Wo befindet sich Holz in deinem Inneren? Welchen Teil deines Körpers repräsentiert es?
- *Feuer:* Ein sehr kraftvolles Element, das für Leidenschaft, Energie, Ausdehnung und Transformation steht. Du kannst in deinem Zuhause Kerzen, Lichter oder ähnliche Objekte, aber auch rote Gegenstände aufstellen, um das Element Feuer zu repräsentieren.

Wo befindet sich Feuer in deinem Inneren? Welchen Teil deines Körpers repräsentiert es?

- *Erde:* Dieses Element der Kraft und Stabilität kannst du durch Kristalle, Bücher, Steine oder Gegenstände in neutralen Farbtönen wie beispielsweise weichem Braun und Ocker in deine Umgebung einladen. Wo hat die Erde ihren Sitz in deinem Inneren? Welchen Teil deines Körpers repräsentiert sie?
- *Wasser:* Ein Element, das mit Emotionen, Flüssigkeiten und dem unbewussten Leben in Verbindung steht. Du kannst Wasser durch Aquarien, Springbrunnen, Wasserbehälter oder blaue Gegenstände in deine Wohnung oder dein Haus hineinholen. Wo wohnt das Wasser in deinem Inneren? Welchen Teil deines Körpers repräsentiert es?
- *Metall:* Ein Element, das alles miteinander vereint, aber auch Konzentration und Ordnung bringt. Du kannst dir zum Beispiel überlegen, metallische Elemente in deinen Lebens- oder Schlafraum zu integrieren – Silber, glänzende Objekte oder metallische Akzente. Wo befindet sich Metall in deinem Inneren? Welchen Teil deines Körpers repräsentiert es?

Stell dir diese Fragen, beobachte, warte, bis Ideen in dir aufblühen, und lass die Elemente auf natürliche Weise miteinander verschmelzen, während du dich der vereinenden Kraft der Nacht, Stille und Dunkelheit hingibst. Stell dir deine Gestalt vor: deinen Körper, der aus allen fünf Elementen besteht und alles loslässt, was ihm nicht mehr dienlich ist, damit dein Qi sich mit jedem Atemzug erneuern kann.

☆ RITUAL 9: VERLIEBT IN DEIN HAUS

1. Stell dir deinen Körper als Haus und die letzten Sekunden vor dem Einschlafen als Einladung vor, es bis in seine Tiefen hinein zu erkunden.

2. Wo sind deine Wände? Wo ist die Decke? Wo installierst du die Rohre, wo platzierst du Küche und Badezimmer?
3. Male dir auch mögliche Renovierungen aus. Gibt es Bereiche deines Hauses, die repariert oder vielleicht sogar komplett neu gestaltet werden müssen?
4. Hast du das Bedürfnis, irgendetwas umzugestalten, zu recyceln oder zu verändern? Stell dir vor, wie du – in Laken und Kissen eingehüllt – ganz entspannt daliegst und weißt, dass die Nacht dir unerwartete Antworten auf diese Fragen bringen wird.
5. Aktiviere deinen Atem, damit er dich bei dieser inneren Reise durch dein Haus begleitet, und werde zu deiner eigenen Architektin. Du kannst dir auch vorstellen, wie deine inneren Organe sich ganz ohne dein Zutun bewegen, um dich am Leben zu erhalten. Spüre deinen präzisen, kostbaren Herzschlag.
6. Bevor du ins immaterielle Reich des Schlafs eintrittst, wählst du eine Idee oder einen Gedanken aus – und zwar diesmal einen, der dich lähmt. Halte ihn dir so genau wie möglich vor Augen und entscheide dich dann bewusst dafür, ihn durch einen Gedanken mit hoher Schwingung zu ersetzen. Praktiziere dieses Ritual jede Nacht und halte alle Visionen und Erkenntnisse, die danach in deinen Träumen auftauchen, schriftlich fest.

Wozu dieses Ritual dient und wie man es ausführt

In Gemälden und Filmen werden wir oft als Hausfrauen dargestellt – als Hüterinnen des Herdes, der Wände und Decken. Wir achten darauf, dass das Feuer im Ofen nicht ausgeht, füllen die Töpfe, sorgen für fleckenlose Badezimmer und ordentlich gemachte Betten. Diese soziale Rolle haftet selbst den rebellischsten Frauen an – und gibt uns das nagende Gefühl, dass wahre Weiblichkeit vollkommene Hingabe an das Zuhause erfordert. Doch tief in unserem Inneren spüren wir noch etwas anderes: eine lange in uns nachklingende Stimme, die uns einflüstert, dass wir unsere häuslichen Pflichten als Herrin und Dame des Hauses damit immer noch nicht richtig erfüllt haben.

Diese Dynamik erstreckt sich bis ins Schlafzimmer hinein und spiegelt sich in der vertraglichen Verpflichtung wider, jede Nacht zusammen mit unserem Partner/unserer Partnerin zu verbringen – ohne eine andere Wahl zu haben. Aufgrund dieser tief im Gefüge der sozialen Normen eingewobenen und in unserem Inneren verwurzelten Erwartung erscheint die Vorstellung, auch nur eine einzige Nacht allein zu verbringen, vielen Frauen wie ein radikaler Akt der Rebellion.

In dem physischen und energetischen Durcheinander, das entsteht, wenn man sein Bett jede Nacht mit einem anderen Menschen teilt, ist es unmöglich, seinen Körper als sein Zuhause zu betrachten und zu lieben. Man wird ständig durch die Gegenwart einer anderen Person konditioniert – durch ihre Wünsche und Gedanken, ihre Energie und ihre Träume. Die Energieübertragung und der Einfluss sichtbarer und unsichtbarer Flüssigkeiten lassen sich selbst während des Tiefschlafs nicht stoppen – ganz im Gegenteil: Diese Einflüsse verstärken sich durch die Verletzlichkeit von Körper und Geist im Zustand der Entspannung sogar noch. Das Gefühl zurückzugewinnen, dass dein Körper einzig und allein dir gehört, kann fast schon ein fantastisches Erlebnis sein.

Es ist an der Zeit, dein eigenes Zuhause zu lieben – nicht nur das Haus, in dem du wohnst, sondern auch den Tempel, der dich von Ort zu Ort transportiert: Knochen, Gewebe, Fleisch und Muskeln, die sich in perfekter Koordination bewegen, damit du lebendig und präsent bist.

Ein inneres Heiligtum, das Ärzten unbekannt ist, in Schulen nicht erwähnt, von Familiensystemen ignoriert und von Psychologen nur flüchtig behandelt wird: dein inneres Zuhause.

Diesem Zuhause wohnt eine geheimnisvolle Essenz und eine vollendete Anatomie inne, verwoben mit kraftvollen Punkten, die Lust entfachen, deinen Weg erhellen und deine Wünsche und dein Verlangen manifestieren: Es ist das Haus, in dem die Seele ihre irdischen Momente auslebt.

☆ RITUAL 10: LASS DEINE ZUNGE LOCKER UND FANG HEMMUNGSLOS AN ZU SABBERN

Das nun folgende Ritual macht dich zu einer echten Hausfrau und Herrin deines Betts. Ich empfehle, es nachts zu praktizieren – sowohl für die Körperhygiene als auch für einen besseren Schlaf.

1. Setze dich vor dem Schlafengehen auf dein Bett, schließe den Mund und atme durch die Nase ein und aus. Schlucke deinen Speichel und spüre die Bewegungen deines Mundes und Rachens beim Schlucken.
2. Spüre deine Zunge in deinem Mund und fahre damit langsam über die Innenseite deiner Wangen und deinen ganzen Gaumen. Dann fährst du damit an den Innenseiten deiner Zähne entlang.
3. Schlucke wieder deinen Speichel und achte darauf, ob sich vom ersten Augenblick, als du mit dem Ritual begonnen hast, bis zu diesem Punkt, an dem du deinen Mund bewusst wahrnimmst, irgendetwas verändert hat. Führe deine Zunge bewusst an deinen Gaumen und krümme sie leicht, sodass sie den oberen Teil deiner beiden Vorderzähne berührt, während du weiter durch die Nase ein- und ausatmest. Dann schiebst du deine Zunge ein bisschen weiter nach hinten, bis sie den mittleren Teil deines Gaumens berührt. Stell dir dabei vor, wie sich dein Mundraum öffnet, wie dein Zäpfchen sich bewegt, wie der Eingang zu deinem Rachen frei von Hindernissen und Blockaden wird und bereit ist, ohne Angst oder Vorurteile alles zum Ausdruck zu bringen, was du sagen möchtest.

4. Tu das jeden Abend, wenn du allein bist, um dein Unterbewusstsein auf eine nächtliche Reise zu den Sternen vorzubereiten.

Wozu dieses Ritual dient und wie man es ausführt

Die Zunge, der stärkste Muskel deines Körpers, der für die Verdauung unverzichtbar ist, setzt hinten am Kehldeckel und am Zungenbein an, das wiederum mit der Schilddrüse und den Nebenschilddrüsen verbunden ist. Die Zunge mit ihren Geschmacksrezeptoren ist für die Artikulation zuständig und bildet eine Brücke zum Rachen, der Herz und Kopf miteinander verbindet. Eine angespannte Zunge erstickt deine Stimme, sodass deine Mitmenschen dich nicht mehr verstehen können.

Bei diesem Ritual, das in uralten yogischen Traditionen verwurzelt ist, sollst du starke Energieverschlüsse zur Verbesserung deines Wohlbefindens nutzen. Die Position der Zunge am Gaumen *jiva bandha* verschließt bestimmte Körperbereiche, die Energie aktivieren, um den Fluss der Lebensenergie anzuregen. Jiva bandha macht das Zungenbändchen beweglicher, erweitert die Mundhöhle, beugt Kieferverspannungen vor und aktiviert das parasympathische System (den Teil des Nervensystems, der Ängste abbaut und unser Gehirn und unsere inneren Organe beruhigt), sodass Speichel gebildet wird und unsere Konzentration sich verbessert.

Versuche, diese innere Geste mit deiner Zunge und deinem Gaumen zu machen, wann immer du gerade daran denkst. Achte dann darauf, was dadurch mit der Stimmungslage deiner Gedanken passiert und zu welchen Äußerungen du dich gedrängt fühlst. Beobachte, wie diese Übung deine Fähigkeit verbessert, dich klar auszudrücken, das Richtige zu sagen, gehört zu werden und dir Respekt für deine Vorschläge zu verschaffen. Denke daran, dass alles in deinem Inneren beginnt und dass diese mystischen Energieverschlüsse dir eine ganz neue Freiheit schenken: Sie erhöhen deine Schwingungsfrequenz, verstärken dein elektromagnetisches Feld und ziehen mühelos und voller Anmut positive Ergebnisse in dein Leben hinein.

Von Geburt an ist die Zunge ein wichtiges Werkzeug für uns: Sie dient uns als Kanal zum Saugen, als Organ für unseren Geschmacksinn und als ausdrucksstarkes Sprechwerkzeug. Die Worte, die wir aussprechen, sind – im Guten wie im Bösen – das größte Wunder unserer Zunge, die sowohl zu wunderbaren Äußerungen als auch zu bedauerlichen verbalen Ausrutschern fähig ist.

Schon das lateinische Wort *lingua,* das sowohl mit »Sprache« als auch mit »Zunge« übersetzt werden kann, deutet auf die tiefere Verbindung unserer Zunge mit der Sprache hin. Die Vorbereitung deiner Zunge vor dem Alleinschlafen ist eine der wirkungsvollsten spirituellen Praktiken, die es gibt.

Nachts programmierst du deine Zunge – das einzige innere Organ, das sich über die Grenzen unseres physischen Körpers hinauswagt – darauf, mit einer Energie von hoher Schwingungsfrequenz in Verbindung zu treten.

Dieses nächtliche Ritual stärkt dich in deinem sprachlichen Ausdruck bei Tage und verändert die Art und Weise, wie du deine Wahrheit ausdrückst – die Worte, die du wählst, die Art, wie du sie aussprichst, und den Tonfall, in dem du deine Botschaften vermittelst.

Unter dem schützenden Mantel der Nacht geben dir diese Praxis und das Verständnis deiner Zunge als sexuelles, sinnliches und mystisches Terrain die Möglichkeit, deine Fantasien auszukosten, zu sabbern, zu speicheln und Spuren deines göttlichen Wesens zu hinterlassen, wo immer du möchtest, ohne dass dich jemand zurückhält, kritisiert oder dein Verhalten kommentiert.

☆ RITUAL 11: GEHIRNBAHNEN

1. Bevor du deinen Kopf auf das Kissen legst, massiere deine Schläfen sanft mit den Zeigefingern beider Hände. Übe dabei einen gleichmäßigen, nicht zu starken Druck aus.
2. Bewege deine Finger zuerst im Uhrzeigersinn und dann im Gegenuhrzeigersinn. Wiederhole diese Bewegung auf jeder Seite 15-mal und belasse deine Finger dabei die ganze Zeit an deinen Schläfen. Achte auf alle körperlichen Empfindungen oder Emotionen, die du während dieser Massage wahrnimmst. Sobald du damit fertig bist, legst du dich hin und schließt die Augen. Konzentriere dich auf die Geräusche, die du hörst, und lasse sie auf dich wirken.
3. Nun veränderst du die Position deiner Finger: Lege diesmal nur einen Zeigefinger zwischen deine Augenbrauen und wiederhole die gleiche Massagetechnik, indem du den Finger zuerst im Uhrzeigersinn und dann im Gegenuhrzeigersinn bewegst. Übe dabei einen gleichmäßigen, aber sanften Druck aus – weder zu stark noch zu schwach.
4. Zum Schluss bildest du ein Mudra (eine symbolische Handgeste): Lege die Daumen an deine Schläfen und beide Zeigefinger zwischen deine Augenbrauen, als wolltest du einen Heiligenschein formen. Atme tief ein und spüre die Verbindung zwischen diesen drei Punkten.
5. In dieser Phase des Rituals solltest du dich darauf konzentrieren, deinen Atem zu beruhigen. Atme sanft ein und aus und lenke deine Aufmerksamkeit dabei auf deinen Bauch, um deine Atmung über die Grenzen deines Brustkorbs hinaus zu vertiefen.

Wozu dieses Ritual dient und wie man es ausführt

Wir verbringen ein Drittel unseres Lebens schlafend, und die Qualität dieser Ruhephase ist genauso wichtig wie Essen oder Trinken.

Während des Schlafs findet eine ganze Kommunikationskaskade zwischen den Neuronen statt, die die Giftstoffe, welche sich während des Wachzustands in unserem Gehirn und unserem Körper angesammelt haben, ausscheiden.

Daher muss dieser Entgiftungseffekt jede Nacht gründlich durchgeführt werden. Wenn man alleine schläft, verstärkt sich das Potenzial dieses außergewöhnlichen individuellen Reinigungsprozesses, weil er dann nicht durch die subjektiven, subtilen Einflüsse der Gehirnwellen einer anderen Person gestört wird.

Die Schläfen sind eine Verbindungsstelle, an der vier Schädelknochen zusammenlaufen: Stirn-, Scheitel-, Schläfen- und Keilbein. Sie befinden sich an den Seiten des Kopfes, oberhalb der Augen, zwischen Stirn und Ohr. Der Schläfenmuskel bedeckt diese vier Schädelknochen und dient uns zum Kauen.

Dieser Bereich wird nicht ohne Grund als »Schläfe« bezeichnet. Durch Berühren des Akupressurpunkts an dieser Stelle kannst du diesem heiligen Raum deine Ehre erweisen. Es ist kein Zufall, dass man oft zuerst in diesem Bereich graue Haare bekommt – eine symbolische Erinnerung an das Wissen und die innere Reife, die er repräsentiert.

Bei diesem Ritual geht deine Berührung über eine reine Massage hinaus. Durch die Stimulation der Schläfenvene, die in der Nähe deiner Schläfe liegt, übst du einen direkten Einfluss auf deine Großhirnrinde aus. Durch die Schläfen kannst du deutlich deinen Herzschlag spüren, da sie nicht von Knochen bedeckt sind. An diese von Natur aus berührungsempfindliche Stelle legst du oft unbewusst deine Finger, wenn du dich konzentrieren möchtest. Stimuliere sie abends, damit dein Gehirn nachts besser durchblutet wird und um in deinen Träumen eine höhere Schwingung zu erreichen.

Durch sanfte Berührung der Stelle zwischen deinen Augenbrauen erhältst du direkten Zugang zu den Strukturen im Inneren deines Gehirns, einschließlich der Zirbeldrüse. Diese Drüse ist für die Produktion von Melatonin zuständig – einem wichtigen Hormon, das deinen zirkadianen Rhythmus reguliert und ins Gleichgewicht bringt.

Dieses Ritual bringt dich mit deiner angeborenen Weisheit in Verbindung und versetzt dein inneres Auge in einen Zustand vollkommenen Gleichgewichts. Wenn du – durch äußere Ablenkungen ungestört – die Rhythmen der Nacht ehrst, erweckst du deine auditiven Sinne zum Leben und eiferst damit den nächtlichen Wächtern des Waldes – den Eulen und Wölfen – nach. Durch diesen Prozess verwandelst du dich in eine Frau von tiefer Sensibilität und emotionaler Kraft.

Frage dich einmal: Wie hört sich die Nacht an? Welchen Unterschied nimmst du zwischen den nächtlichen Geräuschen und den Tagesgeräuschen wahr? Welche Emotionen steigen dabei in dir auf? Welche Erinnerungen? Schlaf wirkt sich in verschiedenerlei Hinsicht – auf molekularer, energetischer und intellektueller Ebene – auf deinen ganzen Körper aus. Er beeinflusst deine Wachheit und deine Stimmung, verbessert die Reflexe, erhöht die Konzentration und fördert die Achtsamkeit.

Außerdem wirkt Schlaf sich auch auf unsere Körpergewebe und Hormone, auf unser Wachstum, unser Immunsystem und unsere Herz-Kreislauf-Gesundheit aus. Wenn du dich auf unhörbare Geräusche einstimmst, schärfst du deine Achtsamkeit, so weit es geht. Wenn du für weit entfernte oder innere Stimmen empfänglich wirst, stimmst du dich darauf ein, die Wahrheiten, Geheimnisse und Fragen zu hören, die dein inneres Feuer entfachen, dein Herz Funken sprühen lassen und dein eigenes Leben und das Leben anderer Geschöpfe erhellen.

Mach dir die Botschaften bewusst, die du in deinen Träumen empfängst. Dein geschärftes Bewusstsein wird sie sich einprägen, und das wird eine Bereicherung für dein Wachleben sein. In unserem nächsten Ritual sollst du nach Führung und Erleuchtung suchen, dabei werden deine weisen inneren Lehrer direkt zu deinem Herzen sprechen.

☆ RITUAL 12: NUR DU KANNST DAS SCHAFFEN

1. Nutze die letzten Minuten im Bett, bevor du die Augen schließt – den Zeitraum, in dem das Licht des Bewusstseins zu verblassen beginnt –, für diese Übung. Egal, ob es sich um eine Veränderung handelt, die du dir wünschst, ein beängstigend großes Projekt, das du gerade in Angriff nimmst, eine Überzeugung, die dich innerlich einschränkt, oder eine schwierige Situation, vor der du stehst, nenne zunächst einmal deinen Namen und sage dann: »Nur du kannst das schaffen.« Zum Beispiel: »Cynthia, nur du kannst das schaffen.«
2. Wiederhole: »Nur du kannst das schaffen.«
3. Und noch einmal: »Nur du kannst das schaffen.«
4. Wenn du dich in deiner spirituellen Auszeit – also allein – im Bett befindest, kannst du alles, was du dir für den kommenden Tag wünschst, programmieren, indem du ein magisches, heiliges Wort (es kann auch ein kurzer Satz sein) in deine Seele einpflanzt. Diese Buchstaben erzeugen zusammen eine unfehlbare Schwingungskombination, die während des Schlafs in dein Unterbewusstsein eindringt.
5. Wiederhole abends vor dem Schlafengehen dreimal den Satz: »Nur du kannst das schaffen«, um diesen Pakt der Koexistenz mit dir selber zu besiegeln, und du wirst in deinem Wachleben brillante Erfolge erzielen.

Wozu dieses Ritual dient und wie man es ausführt

Wenn du in der zweiten Person mit dir selbst sprichst, passiert in der Biochemie deines Gehirns und in der Welt deiner Emotionen eine ganze Menge: Du gestaltest deinen inneren Dialog neu und hörst aus einer ganz neuen Perspektive auf deine weiseste und produktivste Stimme, die dich auf den richtigen Weg führt.

Wenn du das noch nie ausprobiert hast, dann ist jetzt der richtige Zeitpunkt dafür. Sprich in der zweiten Person mit dir selbst – als konkrete und kraftvolle Meditation und als Erinnerung an die Möglichkeit, Zugang zu den verschiedenen feinstofflichen Körpern zu erhalten, aus denen du bestehst.

Über deine physische Gestalt hinaus existieren in dir und um dich herum viele verschiedene Energieschichten, die dich ständig begleiten. In der Tradition des Kundalini-Yoga versteht man diese Schichten als zehn verschiedene Körper, von denen jeder in einem anderen Raum und einer anderen Seinsebene existiert.

Sufi-Meister – Anhänger einer im Islam verwurzelten mystischen Tradition – sagen, dass 10 000 Universen, die sich in Form von Energie manifestieren, ganz nah an unserem Fleisch und unseren Knochen liegen. Yogis sprechen dagegen von *Chakras* (Energieräder, die entlang der Wirbelsäule angeordnet sind) und 72 000 *Nadis* (zusätzlichen Energiekanäle, die durch den Blutkreislauf zirkulieren).

Wenn du dich in der zweiten Person ansprichst, verschaffst du dir sofort Zugang zu diesen anderen Energien, elektromagnetischen Feldern, Engelwesen, geistigen Führern und erleuchteten Boten aus anderen Welten, die nur darauf warten, von dir herbeigerufen zu werden.

Wie alle spirituellen Praktiken lebt auch dieses Ritual von der Kontinuität. Gewöhne dir an, es jeden Tag zwei- bis dreimal zu praktizieren – vor allem, wenn du wieder auf Kurs kommen, dich fokussieren, dich erden oder einen inneren Raum der Ruhe und des Verständnisses finden musst – oder wenn düstere Gedanken, kräftezehrende Emotionen, unüberwindbare Hindernisse, mentale Katastrophenszenarien oder das lähmende »Ich kann nicht«-Gefühl deinen Blick trüben und deine Seele verdüstern. In solchen Situationen gibt das Sprechen in der zweiten Person dir die Kraft, diesen inneren Konflikten ein für alle Mal ein Ende zu setzen:

- Merze Überzeugungen, die dich innerlich einschränken, einfach aus deinem Bewusstsein aus.
- Lass Gedanken an Leid und Entbehrungen los.
- Befreie dich aus dem Griff des Mangeldenkens.
- Löse innere Verträge mit deinen Vorfahren, die dich an ein leidvolles Leben binden.
- Bring den inneren Kritiker, der dir keine Freude gönnt, zum Schweigen. Hüte dich vor Sätzen wie: »Das kann ich mir nicht leisten«, »Das kann ich nicht bezahlen«, »Dafür reicht mein Budget nicht«, »Ich habe keine Zeit«, »Ich weiß nicht, ob ich das kann«, »Das lässt meine finanzielle Lage nicht zu«, »Ich bin nicht dafür qualifiziert«, »Das werde ich in Zukunft nicht mehr können« oder »Ich habe nicht die nötigen Mittel dazu«.

Es ist höchste Zeit, diese Überzeugungen, die dich innerlich einschränken, aus deiner Gedankenwelt auszuradieren. Wir müssen »Ich kann nicht« und »Das geht nicht« durch eine ermächtigende Sprache ersetzen, in der alles möglich ist.

Wenn du dir dieses Ritual zur Gewohnheit machst, kannst du Zukunftsängste mit Leichtigkeit aus deinen Gedanken verdrängen. Denn es wird dir ein noch unerforschtes Terrain offenbaren. Erkunde es und mach dich mit seinen Tiefen vertraut!

Dies ist das Reich der liebevollen praktischen Grenzen, in dem nichts und niemand deine Entscheidungen bestimmt, in dem du auf die Intelligenz deines Herzens in seiner unermesslichen Weite hörst und der Kapitän deines Schicksals und deiner Wünsche bist. In diesem Reich programmierst du deine Träume darauf, dass sie im Wachzustand wahr werden.

☆ RITUAL 13: GESCHÖPFE AUS IHRER NOT BEFREIEN

1. Nimm dir vor, Tiere zu befreien, und lass dich von dieser Motivation nicht abbringen. Ich empfehle, dieses Ritual in den letzten Stunden oder Minuten vor dem Schlafengehen zu praktizieren, sodass es zu den letzten Dingen gehört, die du an diesem Tag tust. Dadurch kannst du dein Unterbewusstsein auf positive Eindrücke und Empfindungen programmieren, während du dich auf deine nächtliche Ruhe vorbereitest.
2. Du kannst Insekten oder andere Tiere, die dir (entweder draußen oder zu Hause) über den Weg laufen, befreien bzw. freilassen. Zum Beispiel eine Kakerlake, deren Leben du verschonst, eine Fliege, die du mit den Händen durch die offene Tür nach draußen dirigierst, oder eine Ameise, die du einfach herumlaufen lässt, wo sie möchte. Während du diesen Geschöpfen die Freiheit schenkst, solltest du in deinem Inneren eine tiefe Sehnsucht nach ihrer Befreiung zu wecken versuchen. Fokussiere dich ganz bewusst auf jeden einzelnen Schritt dieses Prozesses.
3. Stelle eine innere Verbindung zu diesen Geschöpfen her, indem du dich auf den Rhythmus deines Herzens und deiner Atmung konzentrierst. Beobachte sie in einer Haltung innerer Offenheit – ohne Wert- oder Vorurteile. Entwickle ganz neue Gefühle für sie; ersetze Ekel durch Mitgefühl und Ablehnung durch Akzeptanz. Denke daran, dass es sich dabei um Lebewesen handelt, die sich genau wie du danach sehnen, glücklich zu sein.
4. Bereite dich innerlich darauf vor, sie freizulassen – ihnen die Freiheit zu schenken. Beginne mit einem Gebet oder einer Anrufung und bitte darum, dass sie befreit werden und noch viel Freude an ihrem Leben haben mögen. Assoziiere in Gedanken deine eigene Befreiung mit dieser Handlung. Möge die Freiheit dieses Geschöpfs zu einem Symbol für deine Befreiung von veralteten,

nutzlosen Ideen werden! Nimm die kraftvolle Wirkung dieses Rituals – einer symbolischen Reinigung von Körper und Geist, die dich von Stagnation befreit und dir inneres Wachstum und Weiterentwicklung ermöglicht – freudig an.

5. Puste einmal sanft in die Richtung des Tiers (Ameise, Kakerlake, Fliege) und gib ihm deinen Segen, begleitet von einem stummen Gebet.
6. Lass es frei, während du weiterhin tief durchatmest und in Gedanken den Kontakt zu dem Tier aufrechterhältst.

Wozu dieses Ritual dient und wie man es ausführt

Die Befreiung von Tieren ist eine buddhistische Praxis, der aufgrund ihrer grenzenlosen Expansion und transformativen Symbolik eine große Kraft innewohnt.

Das bewusste Befreien fühlender Lebewesen aus der Gefangenschaft hat eine tiefgreifende, umfassende Wirkung. Dadurch, dass du jedoch dabei jahrhundertealte mechanische Gewohnheiten durchbrichst, entstehen neue neuronale Verbindungen in deinem Gehirn und du gewinnst einen ganz neuen Einblick in die Verbundenheit aller Lebewesen.

Befreie ein Insekt – von der Fliege, die aus einem Glas zu entkommen versucht, über die Kakerlake, die durch deine Wohnung krabbelt, bis hin zur summenden Mücke oder Biene, auf die du gerade treten wolltest.

Du kannst auch ausgesetzte Hunde oder Katzen retten, pflegen und dich bemühen, ein liebevolles neues Zuhause für sie zu finden.

Das ist eine bewusste Handlung mit tiefgreifenden Auswirkungen – vor allem kannst du dadurch vor dem Schlafengehen positive Emotionen in dir wecken. Denn so entwickelst du die Vorstellung, dass alles Leben heilig ist – von dem Insekt, das du verabscheust, oder der Ratte, die dich ekelt, bis hin zur Spinne, die deine Decke zu ihrem Zuhause machen möchte, oder den Ameisen, die auf deinen Pflanzen herumkrabbeln. Jedes Leben ist heilig.

Von der kleinsten Larve bis zu den majestätischen Walen – alle fühlenden Lebewesen, einschließlich der vielfältigen menschlichen Spezies, sind Teil eines großen Ganzen und eng miteinander verbunden. Jedes dieser Elemente ist kostbar; ohne sie wäre das komplexe Gewebe des Lebens unvollständig.

Wenn ich gefangenen Tieren die Freiheit schenke, befreie ich damit gleichzeitig auch mich selbst und andere Menschen, die sich in physischer oder emotionaler Gefangenschaft befinden.

Wenn ich Vögel aus ihren Käfigen befreie, sprenge ich meine eigenen Fesseln.

Wenn ich einen Käfer aus einer Pfütze rette, befreie ich mich selbst aus meinem Zustand ständigen Untergehens im Stress des Lebens.

In dem Augenblick, in dem ich mich entscheide, andere Geschöpfe zu retten, zu befreien oder freizulassen, sehe und erkenne ich die Vergänglichkeit aller Dinge. Dann entstehen in meinem Geist neue Bilder und Assoziationen: Bilder der Herrlichkeit und Erleichterung, der Freude und des mühelosen Dahinfließens.

Wenn ich ein fühlendes Wesen rette, dann rette ich dadurch gleichzeitig mich selbst, öffne meinen Geist und entzünde eine Flamme im Herzen der Welt.

Nimm dir vor, der Tierwelt von heute an als Werkzeug der Befreiung zu dienen, wann immer es möglich ist und in deiner Macht steht. In der Welt deiner Träume und im wohligen Genuss eines Betts, das nur für dich allein bestimmt ist, wird diese bewusste Handlung einen tiefgreifenden Einfluss auf alle Dimensionen haben, die du in deinen Träumen durchquerst. Sie wird dir viele Antworten auf Fragen liefern, die dir vielleicht schon lange im Kopf herumschwirren.

☆ RITUAL 14: WÄCHTER DER NACHT

1. Schmücke dein Zuhause mit frischen Blumen, die du entweder gekauft oder selbst gepflückt hast. Wähle prachtvolle Blumen in leuchtenden Farben, die Vitalität ausstrahlen, und stelle sie neben dein Bett.
2. Je mehr Farben dein Bouquet hat, umso mehr wird das nächtliche Kaleidoskop dieses Rituals deine Traumwelt mit seiner lebhaften Blütenpracht erfüllen.
3. Bevor du dich zur Nachtruhe begibst, arrangiere die Blüten in einem kreisförmigen Mandala (einer geometrischen Figur, die in der hinduistischen und buddhistischen Symbolik das Universum darstellt) auf deinem Bett. Du kannst sie direkt auf die Bettwäsche oder ein Handtuch legen und zu Beschützern deines Schlafbereichs machen.
4. Die Anzahl der Blüten ist nicht so wichtig wie ihr ordentliches Arrangement. Konzentriere dich darauf, einen harmonischen Kreis daraus zu bilden, und achte auf das Zusammenspiel von Formen und Farben.
5. Jede Blüte steht für deine Wünsche, Visionen und Ziele. Ordne sie mit meditativen Bewegungen an, benenne dabei der Reihe nach alle Blumenarten und stell dir duftende Träume vor.
6. Führe diese Zeremonie zu Ehren der Schönheit durch, während die Blüten deine Matratze, deine Bettwäsche und die ganze Umgebung mit ihrem Duft und ihren Farben erfüllen.
7. Betrachte die Blüten, schließe dann die Augen und präge dir das Bild ein. Wiederhole diese Übung mehrmals, bis du das Bild im Kopf hast.
8. Sobald du zum Schlafen bereit bist, legst du die Blüten als Opfergabe für die bevorstehende Nacht neben dein Bett. Sie werden deine Träume bewachen.

Wozu dieses Ritual dient und wie man es ausführt

In der Subtilität liegt eine tiefgründige Kraft, und Blumen sind die Quintessenz dieser Kombination. Bei genauer Betrachtung versetzen sie uns immer wieder in Erstaunen, denn jede Blüte ist eine kleine Welt für sich. Ihre Blütenblätter und andere Blütenteile breiten sich in scheinbar zerbrechlicher Schönheit aus, bergen in Wirklichkeit aber die reine Kraft der Elementarwelt.

Wenn du solche Blumenmandalas erschaffst, öffnet sich dein Unterbewusstsein auf unerwartete Weise, und du trittst direkt mit dem Pflanzenreich in Verbindung, das ebenfalls ein Teil deiner Identität ist.

Die Ausstrahlung deines Mandalas ist ein Geschenk von dir an dich selbst. Du verdienst es, dich mit schönen Dingen zu umgeben, Blumen auf deinem Weg zu pflanzen oder dir selbst welche zu schenken. Sie gehören zur Essenz deines Wesens – zart und stark zugleich und immer voller Schönheit.

Die Kreisform des Mandalas hinterlässt Eindrücke in deinem Geist, sodass deine luziden Träume dir daraufhin in besonders leuchtenden Farben erscheinen werden: Du wirst Farbtöne sehen, die das menschliche Auge tagsüber niemals erkennen könnte.

Auf diese Weise gestaltest du, bevor du in den Schlaf hinüberdämmerst, einen Weg aus Blumen, der dich in echte Zauberwelten entführen wird, wenn du anschließend in dem vierbeinigen Raumschiff deines Betts in schwindelnde Höhen emporsteigst.

Nach dem Aufwachen solltest du die Blüten der Erde oder (falls es in deiner Nähe einen See, Fluss oder Ozean gibt) dem Wasser übergeben. Wenn du sie der Erde zurückgibst, wird ihre Fülle sich in deinem Leben manifestieren, wann immer du sie anrufst.

Ehre die Blumen auf deinen Reisen durch die Nacht und den Tag.

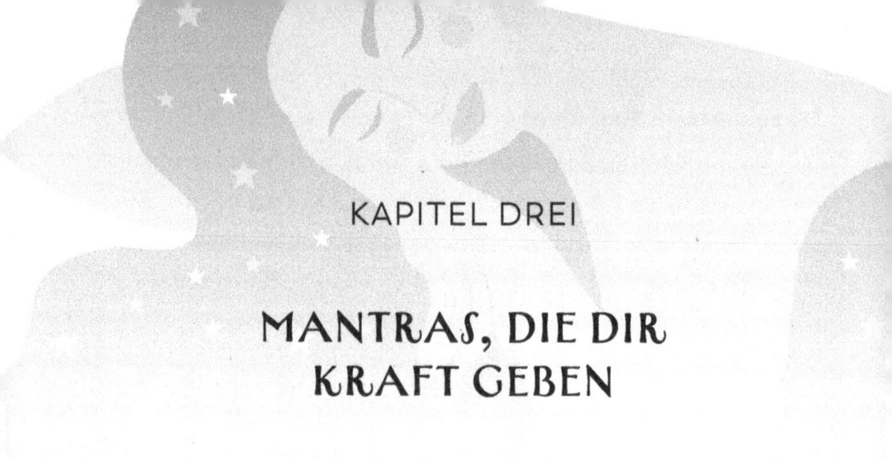

KAPITEL DREI

MANTRAS, DIE DIR KRAFT GEBEN

Egal, ob du mit Mantras vertraut bist oder ob diese wunderschönen, fremdartigen Klänge noch neu für dich sind – die Informationen in diesem Kapitel (und die heilige Wiederholung der Mantras) werden deine Gedanken und Emotionen von Grund auf verändern und dich an einen ruhigeren, klareren inneren Ort bringen. Mantras sind eine wichtige Vorbereitung auf die Schlafenszeit. Wenn du sie in dein Leben integrierst, wird dein ganzes Wesen von innerem Frieden und Harmonie erfüllt, sobald du die Augen schließt und dich der Ruhe deiner Traumwelt hingibst.

Mantra ist ein Sanskrit-Wort, das aus zwei Teilen besteht: *manas* (»Geist oder Gedanke«) und *tra* (»das Vehikel«). Ein Mantra ist also – wörtlich übersetzt – das Vehikel unseres Geistes oder das Transportmittel, das uns über unsere festgefahrenen Ideen hinausführt.

Im Buddhismus und Hinduismus (aber auch in anderen spirituellen Denksystemen) gilt das Rezitieren von Mantras als der beste Weg, um unseren Geist zu schützen. Die enorme Kraft eines Mantras liegt eher in seinem Klang und seinen Schwingungen als in der Bedeutung der Worte, die wir immer wieder rezitieren.

Das Chanten dieser Laute löst eine ganze Kaskade wissenschaftlich erwiesener positiver Wirkungen in unserem Körper aus, weckt die Intelligenz des Herzens und bringt Ordnung in unser Gehirn. Mantras haben eine starke, heilende und entgrenzende Wirkung. Dieses uralte Heilmittel eignet sich für unendlich viele Verwendungszwecke; unter anderem kann man damit seinen Geist und seine Kehle öffnen, bevor man sich in die Geheimnisse der Nacht hineinwagt.

Für dieses Kapitel habe ich Mantras ausgewählt, die eine ganz besondere Bedeutung für mich haben. Sie haben mich ständig begleitet, mein Leben und meinen Geist schon oft gerettet und sind in Augenblicken des Kummers oder der Freude für mich da. Schon allein durch die Wiederholung dieser Worte richtet unsere Aufmerksamkeit sich auf unseren Atem und unseren Herzschlag, dadurch entsteht eine Synchronisierung zwischen Herz und Gehirn, und unser ganzes Hormonsystem kommt ins Gleichgewicht. In unserem Rachen ist die Resonanz des Mantras heilig, und die Schwingung, die es erzeugt, ist mit anderen Worten nicht zu vergleichen. Durch das Wiederholen des Mantras segnest du deine Stimme, erschaffst deinen eigenen Rhythmus und richtest deine Aufmerksamkeit auf das Heilige. Jedes Mal, wenn deine Zunge den oberen Gaumen berührt und diese Laute erzeugt, aktivierst du Räume in deinen höheren Zentren – du erleuchtest die Kraftzellen deiner Zirbeldrüse, die daraufhin beginnen, den Horizont deiner Ideen und Überzeugungen zu erweitern.

Ein Mantra ist ein Gedicht, das deinen ganzen Körper durchströmt und deinen Vagusnerv beeinflusst. In dem Augenblick, in dem du beginnst, es zu wiederholen, entsteht eine unerwartete Alchemie. Diese Alchemie wird zu deinem Gesundheitsreservoir, das von der Kehle bis zu sämtlichen lebenswichtigen Organen hinabreicht und dein Immunsystem aktiviert.

Wiederhole deine Mantras vor dem Schlafengehen und lasse sie in die Windungen deines Gehirns hineinsinken. Lass sie durch deine Adern fließen, lass sie von deinem Herzen bis in deine Zehenspitzen hinein- und wieder zurückpumpen, sodass sie frei und ungehindert durch alle heiligen Räume in deinem Inneren zirkulieren können. In diesem Kapitel möchte ich dir ein paar Mantras aus dem Tibetischen, Arabischen, Hebräischen, Sanskrit und aus der Sprache der Lakota vorstellen. Sie sind meine ganz besonderen Schätze und werden dir auf deiner Reise durch die Welt der Träume eine große Hilfe sein. Du kannst um deinen eigenen, ganz persönlichen Laut bitten – den Klang, der am tiefsten mit deiner Seele mitschwingt und in Resonanz steht.

Außerdem solltest du dir diese Mantras aufschreiben, um sie jederzeit griffbereit zu haben. Du kannst sie sogar unter dein Kopfkissen oder deine Matratze legen, damit ihre Ausstrahlung dich während des Schlafs stets erreicht. Dann werden sie zu einem Vehikel, mit dessen Hilfe dein Geist einen höheren, erhabeneren Zustand erreichen kann.

☆ RITUAL 15: *GAM ZU L'TOVAH* (AUSGESPROCHEN: »GAM-SUU-LE-TOO-WAA«)

1. Mach es dir vor dem Einschlafen in deinem Bett bequem und konzentriere dich auf deinen Körper. Wenn dabei Gedanken in dir aufsteigen, lass sie vorbeiziehen. Atme tief ein und aus und beginne, dieses Mantra zu wiederholen. Spüre die Kraft seiner Schwingungen und achte darauf, was du fühlst und was für Emotionen beim Aussprechen dieser Worte in dir hochkommen.
2. Nun legst du die rechte Hand auf dein linkes Handgelenk, um deinen Puls zu fühlen. Lege Zeige- und Mittelfinger auf die Ader und spüre, wie beim Wiederholen dieses hebräischen Mantras eine Verbindung zwischen deinen Worten und deinem Herzschlag entsteht.

3. Wiederhole *Gam Zu L'Tovah* so lange, bis deine Atmung ganz ruhig geworden ist. Dann baust du eine Visualisierung der Dankbarkeit in die Wiederholung des Mantras ein. Denke an drei Dinge, für die du dankbar bist – das können Menschen, Situationen oder auch bestimmte Augenblicke sein. Versuche, dir diese Objekte deiner Dankbarkeit so genau wie möglich vorzustellen, als könntest du sie berühren.
4. Und nun sagst du schon mal im Voraus Danke. Beziehe auch deine Zukunftspläne und -träume in diese Visualisierung ein und stelle sie dir so vor, als würden sie gerade jetzt wahr – als hätten sie sich in diesem Augenblick schon materialisiert.
5. Atme weiter die *Gam Zu L'Tovah*-Energie ein und aus und wiederhole dieses Mantra mindestens drei Minuten lang, damit die Wirkung dieser Worte neue Kanäle und neuronale Verbindungen in deinem Inneren öffnet. Achte mithilfe eines Timers darauf, dass du dieses Ritual auch wirklich so lange praktizierst, wie du es dir vorgenommen hast. Sobald du damit fertig bist, atme einmal tief ein und aus, schließe die Augen und gib dich einem wunderbaren Schlaf hin.

Wozu dieses Ritual dient und wie man es ausführt

»Nichts geschieht ohne Grund«; »Auch dies dient einem höheren Zweck«; »Unerschütterlicher Glaube«; »Vollkommenes Vertrauen in den Lauf der Dinge«; »Jede Erfahrung birgt eine wertvolle Lektion«.

So könnte man den hebräischen Satz *Gam Zu L'Tovah* interpretieren und übersetzen. Er kommt im Talmud vor, und jedem seiner Buchstaben wohnt eine starke Heilkraft inne.

In der jüdischen Mystik tragen hebräische Buchstaben den Stempel Gottes und gelten als Tore zur himmlischen Welt. Wenn man sie studiert, offenbaren sie einem die Geheimnisse des Kosmos. Diese

Buchstaben zu kennen und auszusprechen, verbindet uns direkt mit unserer Intuition und stärkt unsere höchsten Heilkräfte und hellseherischen Fähigkeiten.

Das Wiederholen dieses Mantras erzeugt eine sehr hohe Schwingung. Es wirkt wie ein Balsam gegen Negativität und Angst. Wenn wir einfach loslassen und darauf vertrauen, dass auch das, was uns dunkel und unheimlich erscheint, einen Sinn hat, wird die Trennung zwischen Gut und Böse, Schwarz und Weiß, Hart und Weich dadurch aufgehoben.

Die scharfen Kanten unseres Denkens werden geglättet, und wir beginnen, uns allmählich von dem bedrohlichen Felsvorsprung zurückzuziehen, der unser Leben beherrscht – immer am Rande des Abgrunds, gefährlich nah am instabilen Terrain von Krisensituationen, ständig zwischen kurzlebigen Triumphen und vernichtenden Niederlagen hin- und herschwankend.

Lass die Kraft von *Gam Zu L'Tovah* in deine Meditation und deine täglichen spirituellen Praktiken hineinleuchten, dann kannst du dich in dein Schicksal ergeben, dich ins große Ganze integrieren und verstehen, dass alle Ereignisse, Emotionen, Gedanken, Erfolge und Fehler ihre guten Seiten haben.

Letztendlich können wir aus allem etwas lernen. Jede Erfahrung, die wir machen, ist eine Lernchance. Wenn diese hebräischen Worte aus unserem Mund kommen, steigen wir auf eine höhere Schwingungsebene empor, die den Horizont unseres Verständnisses erweitert und unseren Weg erhellt.

Auf physischer Ebene versetzt dieser Satz aufgrund der den hebräischen Buchstaben innewohnenden Kraft unseren ganzen Körper in eine heilsame Schwingung. Für jeden Buchstaben gibt es mehrere Interpretationsmöglichkeiten. Sie sind Symbole, die aus Numerologie, Astrologie, heiliger Geometrie und Kabbala gebildet wurden, und somit wichtige Entscheidungshilfen für unser Tun.

Auf emotionaler Ebene haben diese Wörter, ihre Buchstaben und die Klänge, die sie erzeugen, eine hohe Schwingung, die einer vollkommenen Resonanz zwischen unserem Herzschlag – dem Rhythmus unseres Herzens – und unseren Gehirnwellen entspricht. Dadurch werden wir sofort von Neurosen und vor allem von unseren endlosen obsessiven, grüblerischen Gedanken, die uns nur Leid und Erschöpfung bringen, geheilt.

Es ist eine sehr wirksame Praxis, diese Wörter vor dem Einschlafen auszusprechen und gleichzeitig als abendlichen Segen zu verwenden.

☆ RITUAL 16: *LOKAH SAMASTAH SUKHINO BHAVANTU* (WIRD SO AUSGESPROCHEN, WIE MAN ES SCHREIBT)

1. Leg deinen Kopf auf das Kissen und spüre, wie dein Körper sich im Bett entspannt. Wiederhole das Mantra im Rhythmus deiner Atemzüge so lange, bis dir der Klang seiner Worte vertraut ist. Mach dir keine Sorgen, wenn du es nicht hundertprozentig richtig aussprichst; es kommt dabei nur auf deine innere Verbindung zu den Lauten an.
2. Während du das Mantra wiederholst, wirst du spüren, wie dein Bewusstsein sich erweitert und alle Lebewesen um dich herum in diesen Segensspruch einschließt. Spüre ihre Anwesenheit und ehre ihre Existenz. Lass zu, dass diese Erfahrung sich organisch entfaltet, und nimm die Bilder und Emotionen, die dabei in dir aufsteigen, freudig an.
3. Ehre die unsichtbaren Scharen von Lebewesen in deinem eigenen Inneren – all die Bakterien und Mikroben, die zusammen ein lebendiges Ökosystem bilden. Dehne diesen Respekt auch auf die kleinen Lebewesen außerhalb deines Körpers in all ihren vielfältigen Gestalten aus. Während du dieses Mantra wiederholst, stell dir vor, dass du von einer strahlenden Aura der Selbstliebe

umgeben bist – einer starken Lebenskraft, die für dein Wohlbefinden sorgt.

4. Beziehe deine Familie, Freunde, Nachbarn, Kollegen, Bekannten und auch Fremde in dieses Ritual ein. Lass alle Menschen um dich herum daran teilhaben, auch diejenigen, die nicht mehr da sind – die Menschen, die von dieser Welt gegangen sind und die du immer noch in deinem Herzen trägst.
5. Erweitere deine Perspektive vom Kleinsten zum Größten, bis du alle Lebewesen auf diesem Planeten und in allen Galaxien in dieses Ritual einschließen kannst.
6. Nimm während dieser Visualisierung weiterhin bewusst deinen Herzschlag wahr. Lass das Mantra über deine Lippen fließen und achte dabei auf jede noch so kleine Veränderung in deinem Herzrhythmus oder in der Qualität deiner Erfahrung.
7. Während du dich aufs Einschlafen vorbereitest, beendest du dieses Ritual, indem du deinen ganzen Körper in einer Geste der Dankbarkeit streichelst und liebkost. Ehre dein lebendiges Sein und den Dienst, den du der Welt leistest. Du stehst im Zentrum dieses Mantras und Rituals: Wisse deine Existenz, deine Lebenskraft und dein Wachstumspotenzial zu schätzen, während du dein Licht immer weiter ausdehnst.

Wozu dieses Ritual dient und wie man es ausführt

Dieses Sanskrit-Mantra erklingt mit tiefer Klarheit: »Mögen alle Lebewesen in allen Welten frei und glücklich sein.« Wenn du diese heiligen Worte vor dich hin chantest oder rezitierst, schwingt dein Herz in harmonischem Einklang mit dem Herzschlag des Universums. Kein Wesen wird aus diesem liebevollen Wunsch ausgeschlossen, alle empfangen den Segen dieses Mantras. Die Lebewesen in deinem eigenen Inneren – die Billionen von Organismen, die dein Verdauungssystem in Gang halten, die winzigen Wächter, die deine

Haut vor Infektionen schützen, die mikroskopisch kleinen Mikroben und Bakterien, die für einen ausgewogenen Gesundheitszustand unerlässlich sind – ja, sogar die fühlenden Wesen, die keine physische Gestalt besitzen. Denn allem um dich herum wohnt ein Leben und eine Seele inne – sogar scheinbar leblosen Gegenständen wie beispielsweise einem Mineral.

Dieses kraftvolle Mantra geht über die Grenzen des Ichs und des Egos hinaus, erweitert den Horizont deiner Weltsicht und löst einen Welleneffekt aus, der sich auf alles um dich herum auswirkt. Wenn du es rezitierst, lösen alle vorgefassten Meinungen darüber, wen du lieben und wen du nicht lieben solltest, wem du Gutes wünschen solltest und wem nicht, sich in nichts auf. Es stellt alle Lebewesen auf eine Stufe und erhebt dich auf die gleiche Ebene wie jedes lebende, atmende Geschöpf. Eine Mücke ist nicht weniger wert als ein Mensch, alle verdienen es, die positive Ausstrahlung dieses wirkungsvollen Mantras zu empfangen.

Die Bedeutung der Sanskrit-Wörter lässt sich folgendermaßen entschlüsseln: *Lokah* bedeutet »die Welt« – und nicht nur unsere irdische Welt, sondern die unendliche Weite aller Universen, die es gibt. *Samastah* bedeutet »das Ganze«, das Wort *Sukhino* steht für »Glück«, und *Bhavantu* bedeutet »Mögen alle …«. Wenn du dieses Mantra vor dem Schlafengehen vor dich hin flüsterst, schließt du einen Friedensvertrag mit dem geistigen Lärm deiner grüblerischen Gedankenkreisläufe und ermöglichst dir einen nahtlosen Übergang ins Reich der Träume, wo du mit der Gesamtheit der Existenz kommunizierst. Mach dieses Mantra zu einem nächtlichen Ritual, damit du aufzeichnen kannst, was anschließend passiert, während du alleine schläfst und die heilige Präsenz spürst, die alles um dich herum erfüllt – eine Präsenz, die du mit diesem liebevollen Mantra gesegnet hast.

☆ RITUAL 17: *SA TA NA MA*

1. Setz dich auf dein Bett und praktiziere dieses Ritual mit deinen Händen, denen die Kraft und Macht deiner Vorfahren innewohnt. Benutze dazu beide Hände, damit das Ritual vollständig und ausgewogen auf deinen ganzen Organismus wirkt. Berühre vor dem Einschlafen zunächst deinen Daumen mit deinem Zeigefinger und sage *Sa,* was so viel wie »Geburt« oder »der Ursprung von allem« bedeutet.
2. Als Nächstes berührst du deinen Daumen mit dem Mittelfinger und sagst *Ta* – »Leben und seine schöpferische Manifestation«.
3. Ohne aus dem Rhythmus zu kommen, berührst du nun deinen Daumen mit dem Ringfinger und sagst *Na* (»Tod und Transformation«).
4. Zum Schluss berührst du deinen Daumen mit dem kleinen Finger und sagst *Ma*: »Wiedergeburt«, »Regeneration« und »bewusste Präsenz unendlicher Großartigkeit«.
5. Tue das mit beiden Händen gleichzeitig, während du tief ein- und ausatmest und die Früchte der vollkommenen Zyklen erntest, die deinem Leben Nahrung geben.
6. Sprich zunächst eine Minute lang laut *Sa Ta Na Ma* vor dich hin, wiederhole dieses Mantra dann eine weitere Minute lang im Flüsterton und schließlich in Gedanken. Nimm wahr, was passiert, wenn du dir selber zuhörst, wenn deine Stimme immer leiser wird und schließlich nur noch in deinem eigenen Inneren nachklingt, und mach dir Notizen dazu. Dann gibst du dich dem Schlaf hin in der Gewissheit, dass der vollkommene Zyklus sich auch während deiner Nachtruhe fortsetzt.

Wozu dieses Ritual dient und wie man es ausführt

Jeder Prozess läuft in zyklischer Form ab. Es gibt weder Anfang noch Ende, denn alles, was uns ausmacht – alles, was wir sind –, hängt von anderen Faktoren ab. Nichts auf dieser Welt existiert für sich allein: Alles ist untrennbar miteinander verbunden und Teil eines ewigen aufsteigenden Kreislaufs. Halte dir einmal alle Dinge vor Augen, die du benutzt, isst, konsumierst oder mit denen du arbeitest; wenn du sie in ihre Bestandteile zerlegst, wirst du deutlich erkennen, dass alle ihre Elemente voneinander abhängen, dass sie im Rahmen eines Kreislaufs funktionieren und dass das *Sa Ta Na Ma*-Ritual in allen Bereichen deines Lebens präsent ist:

- in der Art, wie du atmest, im Zyklus deines Ein- und Ausatmens,
- in den Kreisläufen der Natur mit ihren Jahreszeiten
- und in den Entwicklungsprozessen, die Pflanzen und Insekten durchlaufen.

Alles ist perfekt aufeinander abgestimmt und in einer Spirale miteinander verbunden. Die Manifestationen fühlender Wesen, das Wirken der unsichtbaren Ebenen, ja sogar der komplexe Tanz innerer biologischer Prozesse – alles ist in einem Geflecht aus unendlich kleinen Details miteinander verwoben.

Alles, was existiert, folgt dem Zyklus von *Sa Ta Na Ma:* Geburt, Leben, Tod und Wiedergeburt – ein Rhythmus, der sich in allem widerspiegelt, auch in unserem Schlaf. Wenn du allein in deinem Bett einschläfst und dich auf deine mystische nächtliche Reise begibst, dann denke an dieses Mantra. Während deines Schlummers – selbst wenn dein Bewusstsein in unsichtbare Welten reist – durchläufst du diesen ganzen Zyklus. Du vollziehst ihn Nacht für Nacht unbewusst Hunderte von Malen. Wenn du dir diese Erfahrung beim Aufwachen zunutze machst, erhebst du dich mit einem ganz neuen Bewusstsein aus deinem Bett – du bist jetzt sowohl ein Faden im kosmischen Teppich als auch ein Wesen von unendlicher Freiheit, für immer mit allem auf der Welt verbunden und doch auf einmalige Art und Weise davon losgelöst.

Im Sanskrit bilden die Silben dieses Mantras die sprachliche Wurzel von *Sat Nam:* »meine wahre Essenz« oder »meine wahre Identität«.

- *Sa* steht für die Geburt und den Beginn des ganzen Kosmos.
- *Ta* bedeutet Leben, Existenz und manifestierte Kreativität.
- *Na* symbolisiert Tod und Transformation.
- *Ma* steht für die Wiedergeburt, die Regeneration und unendliche Glückseligkeit.

Das Mantra *Sa Ta Na Ma* beschreibt also den endlosen Kreislauf von Geburt, Wachstum, Tod und Wiedergeburt.

In meiner persönlichen Yoga- und Meditationspraxis ist dies eines meiner Lieblingsmantras, weil es mich von meinen Erwartungen befreit und mich auf den Thron des Beobachters setzt. Gleichzeitig übt es eine hypnotische Wirkung auf mich aus, die daher rührt, dass sich dadurch meine Schwingungsfrequenz erhöht.

Wenn du dieses Mantra vor dich hin sprichst, solltest du dabei sehr aufmerksam sein und nicht nur auf die Bewegungen deiner Finger, sondern auch auf die Position deiner Zunge bei jeder Silbe achten. Wenn du *Sa* sagst, sollte deine Zunge unten bleiben und deine unteren Zähne berühren, damit die Luft frei fließen kann. Bei den Silben *Ta* und *Na* schiebst du deine Zungenspitze nach oben und berührst damit den Punkt zwischen deinen Vorderzähnen, an dem der Gaumen beginnt. Zum Schluss sagst du *Ma*, wobei deine Zunge sich wieder unten befindet, genau wie zu Beginn des Mantras. Auf diese Weise aktivieren deine Zungenbewegungen Energiepunkte und Körpermeridiane, die sich positiv auf die ordnungsgemäße Funktion deiner Zirbeldrüse auswirken – jener Hirnregion, die für die Produktion von Melatonin zuständig ist. Dieses Hormon spielt für deine Nachtruhe und das homöostatische Gleichgewicht deines Körpers eine wichtige Rolle.

Wenn du dieses Ritual regelmäßig praktizierst, wird dein zirkadianer Rhythmus perfekt funktionieren; du wirst tief und erholsam schlafen und den ganzen Tag über konzentriert und voller Energie sein. Keine Mittagstiefs mehr! Dank diesem neu gefundenen Rhythmus wirst du mühelos durch deine Wachstunden hindurchfließen und anschließend eine erholsame Nachtruhe genießen.

Die Wiederholung dieser Silben sorgt mit ihrer Kombination aus Klängen und Bewegungen dafür, dass alle deine Zyklen reibungslos ablaufen. Beobachte, wie die Aussprache dieser Laute mit ihren erhabenen Schwingungen in deinem Mund nachklingt und einen Strom positiver Energie in deinem ganzen Körper erzeugt. Dieser Akt entfacht deine innere Leuchtkraft, schützt dich vor Negativität und lässt dich weniger starr und unflexibel auf Krisensituationen reagieren. Mit deinem neu gewonnenen Bewusstsein für den zyklischen Charakter des Daseins verliert jedes Ende seine dramatische Bedeutung; denn dann tritt an die Stelle von Traurigkeit das Wissen um die unausbleibliche Wiedergeburt. Begib dich auf deine nächtliche Reise, sobald der Mond aufgeht – gestärkt durch dieses Ritual und dieses Mantra, das dir deinen Weg erhellt und Hindernisse aus dem Weg räumt, sodass du Erfüllung finden kannst.

☆ RITUAL 18: *OM MANI PADME HUM*

1. Mach es dir in deinem Bett bequem. Wiederhole dieses heilige, aus sechs Silben bestehende Mantra und berühre dabei verschiedene Teile deines Körpers. Das tut man am besten vor dem Schlafengehen.
2. Wenn du *Om* sagst, berühre mit den Fingern der rechten Hand deine Stirn und versuche, den Raum zwischen deinen Augenbrauen und die Schwingung an dieser Stelle zu spüren.
3. Wenn du *Ma* sagst, berühre deine Kehle und spüre die Schwingung dieses Lauts an deinem Hals.

4. Bei der Silbe *Ni* berührst du dein Herz und spürst deinen Herzschlag.
5. Bei der Silbe *Pad* berührst du die Magengegend – den Raum zwischen deinen Rippen, im Bereich des Solarplexus.
6. Wenn du *Me* sagst, legst du die Finger unterhalb des Nabels auf deinen Bauch und aktivierst die Resonanz im Bereich deines Gebärmutteraltars.
7. Bei der Silbe *Hum* legst du beide Hände auf deinen unteren Rückenbereich (in der Nierengegend) und lässt den Klang der Silbe in diesen Bereich hineinfließen.
8. Versuche diesen Zyklus mitsamt den Bewegungen, die du bei den einzelnen Silben ausführst, mindestens dreimal zu wiederholen. Wenn du kannst, praktiziere dieses Ritual mit geschlossenen Augen und stell dir dabei jeden Körperteil als Teil einer Lotosblume vor, die in deinem Körper wächst. Sobald du die drei Zyklen abgeschlossen hast, kannst du dich dem Schlaf hingeben.

Wozu dieses Ritual dient und wie man es ausführt

Das Chanten dieses Mantras erweckt etwas vollkommen Reines und Magisches in dir, denn mit jeder Silbe ehrst du die Symbolik der Lotosblume und kommst deinem inneren Juwel ein bisschen näher. Genau wie diese herrliche Blüte kann auch Schönheit aus Dunkelheit, Unheil und Missgeschick heraus entstehen. Die ungeheuer heilkräftige Lotosblume erhebt sich in makelloser Reinheit aus stehenden Gewässern – ein Beweis für das spirituelle Entwicklungspotenzial, das wir alle in uns tragen.

Wenn du dieses Mantra wiederholst, breiten seine positiven Auswirkungen sich wie in einem Welleneffekt immer weiter aus und berühren nicht nur dich, sondern auch deine Mitmenschen; und wenn du es vor dem Einschlafen rezitierst, entwickelst du neue Tugenden und wirst immer weiser. So wird dieses Mantra zu einem sanften Leitfaden, der deinen Geist beruhigt und dein Herz öffnet.

Das Mantra besteht aus sechs Silben, von denen jede eine Form der Vollkommenheit darstellt – ein Vehikel, um deine innere Sehnsucht zu erhöhen. Wenn du es im Rahmen der Vorbereitung auf deine Reise in die Welt der luziden Träume rezitierst, reinigst du damit deine feinstofflichen Kanäle und bringst wichtige Bereiche deines Körpers ins Gleichgewicht.

Das dritte Auge, Hals, Herz, Magen, Gebärmutter und Nieren schwingen mit jeder dieser Silben mit wie in einem inneren und äußeren reinigenden Bad, denn jede Wiederholung dieses Mantras bringt Dinge wie psychische Störungen, Negativität und geistigen Lärm wieder zurück ins Gleichgewicht. Und nun möchte ich die Bedeutung des Mantras anhand seiner einzelnen Silben aufschlüsseln, damit du jedes Mal, wenn du es wiederholst, mehr emotionale Harmonie spürst.

- *OM* ist der Laut der Großmut, der den Stolz des Egos auflöst. Om steht mit unserer Stirn in Resonanz und bringt die Gletscher stagnierender Ideen zum Schmelzen.
- *MA* steht für ethisches Verhalten und die Ausmerzung von Eifersucht. Dieser Laut öffnet deine Kehle für eine angemessene und liebevolle Kommunikation.
- *NI* repräsentiert die Eigenschaft der Geduld und löst übermäßige Leidenschaften und Begierden, Zwänge und Süchte, die uns an bestimmte Dinge oder Menschen fesseln, in nichts auf. Du kannst diesen Laut im Zentrum deines Herzens vibrieren hören, während du mit jedem Herzschlag einen Zustand der Ruhe aktivierst.
- *PAD* steht für Fleiß, Bereitwilligkeit und Offenheit für Ideen; dieser Laut löst Unwissenheit und Vorurteile auf. Er hat seinen Sitz in der Magengrube und aktiviert den Zwerchfellmuskel, der gelähmte Verdauungsprozesse wieder in Gang setzt.

- *ME* ist der Laut, der für Verzicht steht und Habgier und Besitzgier vertreibt, sodass du deine eigenen Tendenzen wertfrei und mit großem Respekt vor dir selbst beobachten kannst. Wenn du deine Hände auf den Unterbauch legst, wo deine Gebärmutter liegt, machst du dir dein Kraftzentrum bewusst und entzündest ein Licht auf diesem Altar der Kreativität und der langsamen Reifung von Ideen und Projekten.
- *HUM* repräsentiert einerseits Weisheit und löst außerdem Aggression, Hass, Wut und Zorn auf. Ungehemmte und gewalttätige Reaktionen verwandeln sich somit in etwas Positives; dann bist du kein wütendes Nervenbündel mehr, sondern eine bewusst denkende und handelnde Frau, die ihre Emotionen aus einer neuen, revolutionären Perspektive steuern kann. Die Nieren sind dafür zuständig, alles zu reinigen und auszuscheiden, was dir nicht mehr guttut.

Nachdem du dieses Ritual aus Lauten und Bewegungen dreimal hintereinander durchlaufen hast, solltest du ein paar Sekunden lang einfach nur schweigen, bewusst atmen und die Wirkung dieser Silben und deiner Hände auf deinem Körper spüren. Stell dir vor, wie dein Organismus wiedergeboren wird, wie er aufblüht und sich wie eine Lotosblume weit in die Welt deiner Träume hinein öffnet. Dieses Mantra ist ein sehr starker Katalysator für luzide Träume, die auf dem Bild der Blume beruhen, welche in ihrer majestätischen Schönheit aus dem Schlamm hervorsprießt.

☆ RITUAL 19: *NOOR*

1. Bitte vor dem Einschlafen in einer entspannten Position um *noor* (dieses arabische Wort, das »Nuur« ausgesprochen wird, bedeutet so viel wie »Licht«). Du kannst dabei sitzen oder halb zurückgelehnt auf deinem Bett liegen.

2. Stell dir einen Lichtstrahl vor, der von oben herabkommt und dich von allen Seiten mit seiner Wärme umhüllt: von vorne, von hinten, von links und von rechts.
3. Visualisiere nun das Licht in dir selbst, deinem Fleisch und deinem Blut ...
4. Bei der *noor*-Meditation sollst du dir vorstellen, wie dieses Licht dich mit seiner Leuchtkraft umgibt, gleichzeitig aber auch aus deinen Zentren, deinem innersten Wesen entspringt und sich in die ganze Welt hinein ausdehnt.
5. Jetzt bittest du nicht mehr nur um Licht und empfängst es, sondern du erzeugst es gleichzeitig auch – du bist eine erschaffende und gebende Kraft in diesem unendlichen Kreislauf.
6. Beginne nun, Licht an alles um dich herum auszusenden. Stell dir vor, wie diese Lichtstrahlen sogar in die scheinbar undurchdringlichsten Ecken hineingelangen. Falls es dabei irgendwelche Hindernisse zu geben scheint, stell dir winzig kleine Ritzen und Spalten vor, durch die deine leuchtende Essenz hindurchsickern kann. Dieses Ritual kann Licht in stagnierende Ideen und festgefahrene Situationen, ja sogar in körperliche oder gesundheitliche Probleme hineinbringen.
7. Schließe die Augen und aktiviere die *noor*-Mantra-Meditation, indem du dein Bett und deine Kissen, Laken und Decken in dieser leuchtenden Energie badest, um dich auf deine nächtliche Reise vorzubereiten, deine täglichen Abläufe und Gewohnheiten neu zu definieren und sie in ein Kunstwerk zu verwandeln.

Wozu dieses Ritual dient und wie man es ausführt

Dieses Mantra ist besonders wirksam, wenn du es 99-mal wiederholst. Im Sufismus hat die Zahl 99 eine ganz besondere Bedeutung, denn sie steht für die heiligen Namen und göttlichen Eigenschaften des Schöpfers, die du in deinem eigenen Inneren kultivieren kannst.

Verwende dazu eine *Mala* (hinduistische Gebetskette), einen *Tasbih* (islamische Gebetskette) oder einen Rosenkranz mit 39 Perlen, damit du dich leichter konzentrieren kannst und den Überblick nicht verlierst. Während du das Wort *noor* (Licht) 99-mal rezitierst und dabei jede einzelne Perle berührst, stellst du dir vor, wie du vom Licht dieser Perlen erfüllt wirst. Falls du kein solches Hilfsmittel hast, wiederhole das Mantra einfach nur und rufe das Licht von allen Seiten herbei, bis du spürst, dass diese Lichtvision dich ganz erfüllt. Du bist jetzt eine Übermittlerin der Klarheit; du sendest dieses helle, klare Licht von innen heraus überall hin und kannst damit jahrhundertealte stagnierende Ideen und Konzepte, Gewohnheiten und Verhaltensweisen, die dich an deiner Weiterentwicklung hindern, zum Schmelzen bringen.

Auf meinem Sufi-Weg (ich praktiziere diesen spirituellen Weg schon seit 30 Jahren) und in meiner Entwicklung als Musikerin und Komponistin hat *zikr* mir als kraftvolle Brücke zu dem Göttlichen in meinem Leben gedient. Ähnlich wie *kirtan* beinhaltet auch *zikr* die ununterbrochene Wiederholung von Worten mit hoher Schwingung – einen heiligen Gesang. Während diese Klänge in deiner Kehle widerhallen und Gestalt annehmen, wirst du eine großartige Erfahrung machen: Mit jeder Wiederholung dieses Mantras scheint mühelos Licht in dich hineinzufließen.

Noor – einer der heiligen Namen für die göttlichen Eigenschaften des Schöpfers – wohnt auch in deinem eigenen Inneren. Diese strahlende Essenz ist keine äußere Kraft, sondern eine angeborene Eigenschaft deiner Seele, auch wenn sie für das menschliche Auge unsichtbar ist. Dank dieser Eigenschaft gehen schillernde Lichtstrahlen von dir aus, mit deren Hilfe du, wenn sie aktiviert werden, leichter einen aufgeschlossenen Geist und ein offenes, argloses Herz entwickeln kannst.

Wenn du dieses Mantra in dir zum Leben erweckst und 99-mal

wiederholst, richten dein autonomes Nervensystem und dein Vagusnerv (der durch Hals und Stimmbänder, deinen Herzschlag und dein enterisches Gehirn oder Darmhirn verläuft) sich in harmonischem Einklang auf die Absicht aus, dass das Licht siegen wird.

Wenn du dieses Mantra für alle Bereiche und Himmelsrichtungen deines Körpers anrufst, entwickelst du die geistige und emotionale Neigung, diesen leuchtenden Schutzschild zu aktivieren; und wenn du dann ins Reich der Nacht und der Träume eintrittst, wird es dir sehr tiefgreifende neue Entdeckungen bescheren.

Im Arabischen bedeuten das Wort *noor* und die Wiederholung *ya al noor* auch »erleuchten«, »erhellen«, »mit Licht erfüllen«, »klären«, »offenbaren«, »sichtbar machen«, »das Unsichtbare für die Sinne erfahrbar machen« und »andere Menschen führen«. Diese vielen verschiedenen Facetten des Wortes *noor* können dir weiterhelfen, wenn du Ideen und Konzepte klären oder Lösungen für Situationen finden musst, in denen Botschaften verschlüsselt erscheinen oder du auf dunkle Hindernisse stößt.

Wenn du das Gefühl hast, dass es kein Licht am Ende des Tunnels gibt und alle Hoffnung dahinschwindet, dann sprich dieses heilige Mantra vor dich hin. Praktiziere dieses Ritual, um deinen nächtlichen fliegenden Teppich – deinen spirituellen Zufluchtsort in der Dunkelheit – mit Licht zu erfüllen. Bring dieses Mantra zu den Teilen des Betts, die deinen Körper aufnehmen, und bitte um viel Licht, während du es rezitierst (wobei du dich ganz besonders auf dein Kopfkissen konzentrieren solltest), damit alles, was während deines Schlafs passiert, kristallklar ist und du am nächsten Morgen voller Gewissheiten aufwachst.

☆ RITUAL 20: *AHO MITAKUYE OYASIN* (WIRD SO AUSGESPROCHEN, WIE MAN ES SCHREIBT)

1. Stell dich vor dein Bett, reibe deine Hände aneinander und fahre dann sanft mit ihnen über deinen Körper. Nutze diesen Augenblick, um ein sehr hohes Bewusstsein und tiefe Dankbarkeit für alles zu entwickeln, was dich zu einem Menschen macht. Dann betrittst du dein nächtliches Raumschiff. Leg dich hin und beginne, tief durchzuatmen, während du deine Verbundenheit mit allem visualisierst, was es gibt. Alles ist voneinander abhängig, nichts existiert für sich allein.
2. Um diese innere Haltung zu entwickeln, begibst du dich auf eine Selbstfindungsreise und erkundest das komplexe Geflecht deines Wesens. Tauche in Gedanken in die mineralische, tierische, pflanzliche und menschliche Welt ein, die du beherbergst. Entschleiere die Essenz deines Geistes und deiner Seele, die Kräfte, die dich am Leben erhalten, und die Elemente: Feuer, Luft, Wasser und Erde – sowohl die greifbaren als auch die nicht greifbaren.
3. Erforsche die Bereiche, in denen die Luft mit deinem Körper in Berührung kommt, wenn du dich auf deine Atmung konzentrierst; das Element Wasser in deinen Körperflüssigkeiten (Speichel, Blut, Schleim); das Element Feuer in deinem Magen, dem Sitz der Verdauung; und das Element Erde, das durch deine Knochen repräsentiert wird. Die harmonische Ganzheit des Universums, die uns umgibt, steuert und reguliert alles in vollendetem Gleichgewicht.
4. Rezitiere nun dein Mantra und konzentriere dich dabei auf das göttliche Netzwerk, zu dem du gehörst. Wiederhole das Mantra in Gedanken und nimm deine Atemzüge dabei weiterhin bewusst wahr.
5. Beziehe dieses Ritual in deine nächtliche Erfahrungswelt ein, indem du das Gefühl der Verbundenheit in alles hineinfließen lässt:

Bett, Kopfkissen, Schlafzimmer, die sichtbaren und unsichtbaren Elemente um dich herum und das Flüstern deiner Intuition. Alles ist eins, und du stehst mit allem in Verbindung.

6. *Aho Mitakuye Oyasin.* Wiederhole dieses Mantra und ehre damit alle deine Verwandten.

Wozu dieses Ritual dient und wie man es ausführt

Mitakuye Oyasin (ein Mantra der Lakota, das man mit »Alle meine Verwandten« übersetzen könnte) ist ein sehr kraftvoller Segen – ein »Amen« für das eng ineinander verflochtene Netz des Lebens, das nicht nur alle Menschen, sondern auch alles andere umfasst, was in dir und außerhalb von dir liegt. Die Wiederholung dieses Mantras hebt dich auf eine noch nie da gewesene Bewusstseinsstufe empor und verbindet dich mit Wäldern und Flüssen, Bergen und Meeren, Steinen und Insekten. Mit diesem Ritual erkennst du die ununterbrochene Zeitlinie der Existenz an – du ehrst deine Vorfahren, deine Ursprünge und alles, was dich am Leben erhält. Es schärft deine Wahrnehmung und weckt in dir eine tiefe Dankbarkeit und Wertschätzung für die Reichtümer deines Lebens.

Schon allein deine Anwesenheit hier auf der Erde sagt sehr viel über die Verbundenheit aller Dinge aus. Du wirst von der Fülle des großen Ganzen getragen – einem kollektiven Energiefeld, das manchmal als *morphische Resonanz* oder *morphisches Feld* bezeichnet wird. Dieses einheitliche mentale Feld wirkt auf planetarischer Ebene und verbindet uns alle miteinander.

Bedeutet das, dass wir mit unseren Gedanken ein unsichtbares Netzwerk erschaffen, in dem alles untrennbar miteinander verknüpft und verflochten ist? Wie das Mantra schon sagt, schaffe ich ein kollektives Gedächtnis, das alles umfasst, was es gibt; daher hat alles, was ich denke, tue oder sage, einen tiefgreifenden Einfluss auf all meine Beziehungen.

Das morphische Feld ist ein Territorium des kollektiven Gedächtnisses, das aus lebenden Spezies besteht. Darin spiegelt sich die Tatsache wider, dass unsere Existenz wirklich von *allem* abhängig ist, was es gibt. Wenn ich die Schwingungsfrequenzen der Gedanken auf Gemeinschaftsebene verändere und all meine Beziehungen anerkenne und ehre, erweitert meine elektromagnetische Kapazität sich zwangsläufig. Dann verändern sich auch die Schaltkreise meines Gehirns, die Synchronizität und Harmonie erzeugen, und führen mich weg von Chaos und Unordnung.

Diesem Mantra oder Gebet wohnt eine enorme Kraft inne. Es erzeugt einen süßen Geschmack auf deiner Zunge, verwandelt dein Gehirn und beeinflusst die Intelligenz deines Herzens. Und es bestätigt mit hundertprozentiger Gewissheit, dass wir ohne andere Beziehungen nicht existieren können – dass wir völlig voneinander abhängig sind.

Das Lakota-Gebet, für das dieses Mantra steht, lautet folgendermaßen:

Ich bin dankbar für die Gelegenheit, euch mit diesem Gebet zu würdigen.

An das Reich der Mineralien, das meine Knochen und die Grundlage aller Lebenserfahrungen, aller Planeten und Sterne bildet und erhält: Ich danke euch.

An das Reich der Pflanzen, dessen Sauerstoff ich mit jedem Atemzug aufnehme und der meine Organe und meinen Körper am Leben erhält; das Reich, das mir die Pflanzen und Kräuter schenkt, mit denen ich mich selbst heilen kann: Ich danke euch.

An das Reich der Tiere, die mich mit ihrem Leben und ihrem Fleisch ernähren und mir auf meiner Lebensreise treue Gesellschaft leisten: Ich bin euch dankbarer, als ich in Worte fassen kann.

An die Welt der Menschen: Ich danke euch für die Hilfe, Liebe und Freundschaft, die ich von euch empfange.

An die Welt der Geister und an den Großen Geist, der das Licht durch alle Zeitalter trägt: Ich danke euch für das Geschenk der Begegnungen und für die Schönheit, die mir die Last der Welt von den Schultern nimmt.

An die vier Winde der Veränderung und des Wachstums: Auch euch danke ich.

Ihr alle seid meine Verwandten, meine Familie, ohne die ich nicht am Leben wäre.

Wir bewegen uns gemeinsam im Kreislauf des Lebens, existieren nebeneinander, sind voneinander abhängig und gestalten zusammen unser Schicksal. Niemand ist wichtiger als der andere. Wir alle sind ein Teil des großen Geheimnisses. Danke für dieses Leben.

Lass dieses großartige Ritual von nun an mit deinem Wesen und deinem Leben verschmelzen. Es soll alle deine Atemzüge erfüllen, dich in all deinen Bemühungen leiten und deine tägliche spirituelle Einweihung vertiefen. Wenn du dich auf deine nächtliche Reise begibst, lade alle deine Verwandten dazu ein, dich dabei zu begleiten. Dann wird sich auf dieser Reise alles, was dir nicht mehr dienlich ist, sanft von dir lösen, während Segnungen mühelos in dein Leben hineinfließen.

☆ RITUAL 21: SOHAM

1. Leg dich hin, entspanne dich und spüre, wie dein Körper in einen Zustand der Ruhe und Dankbarkeit eintritt. Während du einatmest, sprich die Silbe *So,* dehne den Vokal »o« dabei ganz lang aus und genieße diesen Klang, der deinen Mund und deinen Geist erfüllt.
2. Atme tief aus, sodass die ganze Luft aus deinen Lungen entweicht, und sprich dabei das Wort *Ham* aus. Stoße einen tiefen Seufzer aus, sodass der Klang dieses Wortes den Raum um dich herum erfüllt.
3. Einatmen: *So.*
4. Ausatmen: *Ham.*
5. Sprich diese beiden Silben weiterhin bei jedem Ein- und Ausatmen vor dich hin, während du dich immer tiefer entspannst.
6. Versuche, deinen Atem nun in den Bauch hinabsteigen zu lassen und in dein Zwerchfell hineinzuatmen. Du kannst deine Hand auf deinen Bauch legen, um die Bewegung des Hebens und Senkens, des Aufblasens und Luftablassens vom Brustkorb bis zu deinem Zwerchfell hinunter zu spüren. Durch dieses tiefe Ausatmen massierst du all deine inneren Organe und befreist deinen Körper von Giftstoffen.
7. Rezitiere dieses Mantra vor dem Einschlafen und bereite dich mental und emotional auf die interstellare Reise vor, die du nun unternehmen wirst. Du kannst das Mantra so lange wiederholen, bis du das Gefühl hast, dass es zu einem Wiegenlied wird, das dich sanft in den Schlaf einlullt.

Wozu dieses Ritual dient und wie man es ausführt

SoHam ist ein Sanskrit-Wort, das »Ich bin« oder »Ich bin das Universum« bedeutet. Mithilfe dieses Mantras kannst du dein begrenztes Selbstverständnis hinter dir lassen, in eine größere, umfassendere Vorstellung von dir selbst hineinwachsen und dich aus einer höheren Perspektive betrachten – in der Gewissheit, dass du ein Teil von etwas Größerem bist. Durch die Verbindung der Silben mit deiner Atmung entsteht neue Nahrung für deine Zellen. Das Gehirn (die Membran) deiner Zellen erhält die Information, dass dank der hohen Schwingung dieser Worte und der besonders intensiven Sauerstoffzufuhr ein günstigeres Umfeld entsteht. Dieses Mantra eignet sich hervorragend dazu, das Geschwätz ängstlicher Gedanken zum Schweigen zu bringen. Es stärkt deine Konzentration und lenkt deinen Geist auf Ziele und deren erfolgreiche Umsetzung. Diese Sanskrit-Silben bringen den Duft uralter spiritueller Traditionen in deine Erfahrung des jetzigen Augenblicks hinein, und jeder dieser Buchstaben nährt deinen ganzen Körper mit seiner hohen Schwingung.

Stell dir vor, dein Herz und dein Gehirn stehen hundertprozentig miteinander im Einklang – es ist, als wolltest du einen Rundfunksender einstellen und würdest zu diesem Zweck so lange an deinem Radio herumdrehen, bis du endlich die richtige Frequenz gefunden hast. Wenn du dieses Mantra immer im selben Rhythmus wiederholst und dich dabei auf deine Atmung konzentrierst, erreichst du diesen Zustand der Kohärenz.

Du kannst dieses Ritual sogar noch weiter vertiefen, indem du dir vorstellst, wie das *So* bei jedem Einatmen wie frisches Waldesgrün in deinen Körper hineinfließt. Beim Ausatmen stellst du dir vor, wie das *Ham* ein Reservoir in deinem Inneren öffnet, sodass du neuen Sauerstoff aufnehmen und dich von allem befreien kannst, was dir nicht mehr guttut.

Du nimmst und gibst zurück, atmest ein und aus – *SoHam*.

Wenn du dieses Mantra immer weiter rezitierst, wirst du seinen Klang irgendwann überall hören und feststellen, dass das ganze Universum dich bei deiner *SoHam*-Atmung begleitet. Und wenn es Zeit zum Schlafen ist, gelangst du durch das Atmen im Rhythmus dieses Mantras in einen beinahe hypnotischen Zustand, der dich förmlich zum Einschlafen zwingt, auch wenn dein Körper sich dagegen wehrt und lieber wach bleiben möchte.

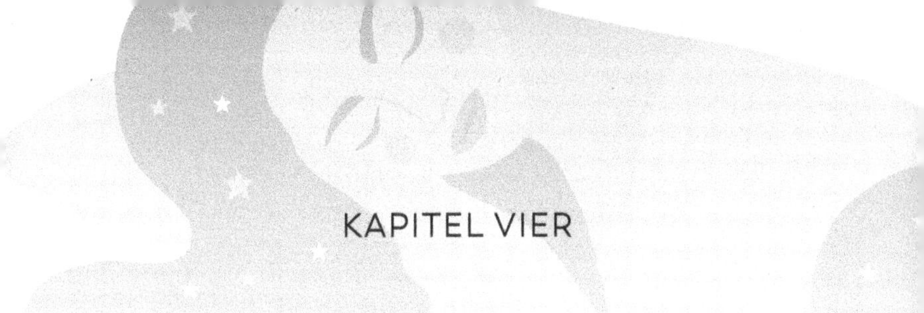

KAPITEL VIER

GÖTTLICHE SINNLICHKEIT

Dein Bett – dieses Gefäß für deinen himmlischen Schlaf – ist ein Portal zu einem Reich der Ruhe, Einsamkeit und Sinnlichkeit, einer sternenbesetzten Weite, in der sich das über dir liegende Weltall widerspiegelt. Hier, an diesem Zufluchtsort für deine Selbstfindung, begibst du dich auf eine intime Entdeckungsreise in dein eigenes Inneres: Du tauchst in die Tiefen deiner feinstofflichen Körper ein – jener ätherischen Flüssigkeiten, die sich mit der Materie verweben, die dein Menschsein ausmacht.

Eine ätherische Sinnlichkeit, die du nachts ganz allein erkundest und die dich tief mit deiner Kosmogonie verbindet, erfüllt dich mit der Gewissheit, im Jetzt und Hier zu sein, und offenbart gleichzeitig deine wunderschöne Verletzlichkeit. Mit allem, was du tust – deinen Bewegungen, deinen Gedanken und den Lauten, die du bei den Mantras von dir gibst –, kultivierst du andere körperliche Ebenen, die weit von den Geräuschen des Alltagslebens entfernt sind. Wenn deine nächtliche Sinnlichkeit mit den Erfahrungen verschmilzt, die du tagsüber machst, wird sie dich auch im Wachzustand schwerelos dahinschweben lassen.

Dein im Bett liegender Körper sendet Frequenzen aus, die sich in der Nacht, wenn du ganz ungestört bist, sehr viel weiter ausbreiten und andere Bewusstseinsebenen des Wunders umfassen können, in dem du lebst – deine energetische Anatomie, die Nutzung deiner materiellen und feinstofflichen Körper und die ganzheitliche Nutzung deiner Körperflüssigkeiten.

Wenn es um die Behandlung von Krankheiten geht, empfehlen erleuchtete tibetisch-buddhistische Lamas ihren Schülern eine ganz besondere Selbstheilungsmethode: Sie sollen die betroffenen Stellen mit ihrem eigenen Speichel einreiben und dabei gleichzeitig heilige Mantras rezitieren, um den Genesungsprozess zu beschleunigen.

Stell dir nur einmal vor, was du mit den Manifestationen deines Körpers – von deinem Menstruationsblut bis hin zu deinem Schweiß – alles bewirken kannst, indem du sie auf göttliche Weise in dein Leben integrierst, ohne irgendetwas erklären oder jemanden um Erlaubnis dafür bitten zu müssen. Diese Körperflüssigkeiten gehören dir ganz allein; du brauchst dich deshalb nicht zu verstecken oder zu verhüllen, zu waschen oder zu parfümieren. In der ungeteilten Weite deines Betts wirst du dich selbst finden.

Du bist reine Energie. Von deinen Molekülen bis hin zu deinen Emotionen – dein Körper ist ein wichtiger Kanal für die biologischen Prozesse, die durch deine Zellen fließen, in deinem Blut zirkulieren und deine Atmung steuern. Du bist ein Kompendium aus vibrierenden Informationen, und nur die heilige Nacht allein bietet dir die großartige Gelegenheit, dieses Kompendium zu erforschen.

Lass uns für eine transzendente sinnliche Erfahrung plädieren, die dich jedes Mal, wenn sie aktiviert wird, über die Welt der Sinne hinausführt. Wenn du das praktizierst, wirst du bei jedem Atemzug deine lebensspendende kreative Kraft erkennen – eine spirituelle und dennoch zur konkreten Erfahrungswelt gehörende Sinnlichkeit, bei der du in jede Berührung deine ganze Seele hineinfließen lässt und dein Geist deinen Verstand zum Schweigen bringt, seine Segel entfaltet und in schwindelnde Höhen emporschwebt, in denen es nichts anderes mehr gibt als Glückseligkeit. Diese strahlende Sinnlichkeit entspringt dem Licht in deinem Inneren, den Zellen in deiner Zirbeldrüse, die, wenn sie sich in Bewegung setzen, ein leichteres elektromagnetisches Feld erzeugen und dich über die gewöhnlichen Beschränkungen des Daseins hinausheben.

Dies ist eine Sinnlichkeit mit einer ganz eigenen Sprache, die alle deine Intelligenzen wieder miteinander verbindet und ein Gleichgewicht zwischen Licht und Dunkelheit schafft, indem sie deine Drüsen und Hormone so umhüllt, dass das Melatonin hervorragend wirken kann.

Bei den Ritualen in diesem Kapitel geht es darum, deine heilige Sinnlichkeit zum Leben zu erwecken. Jedes dieser Rituale steht mit den sieben universellen Prinzipien, den sieben Chakras (und feinstofflichen Körpern) und ihren Meisterdrüsen in Verbindung.

CHAKRAS: UNSERE ENTWICKLUNG IN SIEBENJAHRESZYKLEN

Für dieses Kapitel über Sinnlichkeit ist es wichtig zu verstehen, dass diese Punkte – abgesehen von ihrer spirituellen und esoterischen Sichtweise als Chakras oder Energieräder, die an bestimmten Stellen unseres Körpers das Feinstoffliche mit dem Physischen verbinden sollen – in einer direkten Beziehung zu unserem ganzen Drüsensystem stehen.

Wir entwickeln uns in Siebenjahreszyklen, wobei jede Entwicklungsphase mit einem bestimmten Chakra und der dazugehörigen Körperregion zusammenhängt. Es ist wichtig zu verstehen, dass die unteren Chakras auf langsameren Frequenzen schwingen, während die höheren schneller schwingen. Diese esoterischen Informationen über Siebenjahreszyklen und über die Entwicklung des Bewusstseins in unserem Körper und Geist spielen für das Verständnis der Kraft, die das Alleinschlafen uns bringt, eine sehr wichtige Rolle.

An welchem Punkt deiner Chakra-Reise befindest du dich gerade? Wie fließen dein Atem, deine Gedanken und deine Worte durch diese Energiezentren hindurch? Auch wenn die Ausprägung bestimmter Eigenschaften bis zu einem gewissen Grad von deinem Alter abhängen kann, sorgen deine Emotionen und Erfahrungen doch für einen ständigen Tanz durch alle Manifestationen. Am wichtigsten ist es, diese Informationen in einer Haltung liebevoller Bewusstheit anzugehen und dir klarzumachen, wie du – unabhängig von den verschiedenen Entwicklungsphasen – dein Potenzial für inneres Wachstum, Freiheit und Kreativität entwickeln kannst. Ein Bett, in dem du allein schlafen darfst, ist der perfekte Zufluchtsort für solche Erkundungen.

In den ersten sieben Lebensjahren steht das Wurzelchakra *(Muladhara)* im Mittelpunkt. Hier wird der Grundstein für unsere Persönlichkeit gelegt. Wir verankern uns in der Erde, machen unsere ersten Schritte, lernen, unsere Schließmuskeln zu kontrollieren, und entwickeln ein Selbstwertgefühl: »Ich habe ein Recht, hier zu sein, gehört und respektiert zu werden.« Wir wechseln von flüssiger zu fester Nahrung, beginnen, die Welt zu erkunden, entwickeln Sprache und abstraktes Denken. Esoterische Philosophen wie Rudolf Steiner vertreten die Ansicht, dass diese Entwicklungsphase auch durch das symbolische Ausfallen der Milchzähne und das Durchbrechen der bleibenden Zähne gekennzeichnet ist, was bedeutet, dass die Seele des Kindes sich jetzt vollständig inkarniert hat: Die ätherischen Kräfte, die im Organismus des Kindes wirken, beginnen, die (von den Eltern ererbten) Milchzähne herauszudrücken, und die bleibenden Zähne kommen zum Vorschein. Dieser Prozess kann sogar bis zum Ende der Entwicklungsphase dauern, die dem nächsten Chakra (zwischen 7 und 14 Jahren) entspricht.

Zwischen dem 7. und 14. Lebensjahr spielt das zweite Chakra, das sich im Sakralbereich befindet, eine besonders wichtige

Rolle: *Svadhishthana* steht unmittelbar mit sexueller Energie, Kreativität, der Vorpubertät und Pubertät in Zusammenhang. In dieser Phase lernt man, Emotionen zu erkennen und zum Ausdruck zu bringen, und erlebt einen außergewöhnlichen Hormonschub, der alle Aspekte des Körpers und Geistes beeinflusst. In dieser Entwicklungsphase beginnt man ein tieferes Verständnis für Sexualität zu entwickeln; Mädchen erleben jetzt ihre erste Menstruation und durchlaufen einige ihrer wichtigsten Übergangsriten. Das zweite Chakra steht mit den Hoden und Eierstöcken (also den Geschlechtsdrüsen, die für die Produktion von Sexualhormonen zuständig sind) in Verbindung. Diese Phase markiert den Beginn der Entfaltung unserer Individualität, der Fähigkeit, unsere Gefühle zum Ausdruck zu bringen, der Entwicklung unserer Intuition und der Erweiterung unseres Bewusstseins.

Zwischen dem 14. und 21. Lebensjahr tritt unser Solarplexuschakra *(Manipura)* in den Vordergrund: Jetzt ist die Pubertät abgeschlossen, und wir treten in eine Phase der Konsolidierung ein, in der wir uns mehr mit mystischen und existenziellen Fragen beschäftigen. Man fängt an, sich selbst im Verhältnis zu anderen Menschen zu verstehen, da der Solarplexus das helle, strahlende Energiezentrum in der Mitte des Körpers ist. Die Schwingungsebenen dieser Körperregion sind höher und feiner, sodass wir unsere starke Verankerung in der Erde und in unserer eigenen Persönlichkeit allmählich hinter uns lassen und die Möglichkeit einer Verbindung mit dem Heiligen zu spüren beginnen, dessen Resonanz weiter oben liegt. Diese Entwicklungsphase, die in unserem physischen Körper den Verdauungsprozessen zugeordnet ist, steht auf spiritueller Ebene mit der Entstehung eines Bewusstseins in Verbindung, das inzwischen schon viel besser beurteilen kann, was unserer Entwicklung förderlich ist und was nicht: Abfall muss raus, und Nährstoffe müssen drinbleiben. Bei diesem Energiezentrum liegt das Schwergewicht auf unserer persönlichen Eigenständigkeit und unseren Entscheidungen darüber, wie man den Dharma – den Zweck des Daseins – lebt. Dieses Chakra ist dem endokrinen System zugeordnet, das seinen Sitz in der Bauchspeicheldrüse hat.

Vom 21. bis 28. Lebensjahr wachsen wir in unser Herzchakra *(Anahata)* hinein – in die Kraft der Intelligenz unseres Herzzentrums, wo über 40 000 Neuronen pulsieren und diese Körperregion fast schon zu einem zweiten Gehirn machen. Viele Menschen finden in dieser Entwicklungsphase die Liebe ihres Lebens; andere beginnen, sich selbst bewusst zu lieben und ein Gefühl der Wertschätzung für unseren Planeten zu empfinden. Unsere Dankbarkeit für alles, was uns widerfährt, nimmt eine neue Dimension an, und wir erleben, wie es ist, aus dem Herzen heraus zu atmen. Die Drüse, die diesen Körperbereich regiert, ist die Thymusdrüse – die Meisterdrüse unseres Immunsystems und einigen alten Traditionen zufolge der Ort, an dem die Seele wohnt. In diesem Chakra kann ich die Samen, die ich in meinem spirituellen Leben in all den vergangenen Jahren gesät habe, mit Genuss ernten, und mir wird klar, dass meine Atmung und meine Denkweise meinen Herzschlag beeinflussen und verändern. Ich übernehme die volle Verantwortung für alles, was mir widerfährt, und kann meine Herzfrequenzvariabilität mit absoluter Sicherheit mit meinen Gehirnwellen synchronisieren. Das göttliche Zentrum des Herzens beherbergt nun Worte und Absichten, die eine hohe Schwingung haben, und kann auf diese Weise ein elektromagnetisches Feld erzeugen, in dem es nichts anderes gibt als Freude und Altruismus. Ich kann auf dem Thron meiner Emotionen sitzen und über das Leben nachdenken in dem Wissen, dass ich eine Phase des Erwachsenenalters erreicht habe, in der ich selbst entscheiden kann, mit wem und wie ich leben möchte.

Vom 28. bis 35. Lebensjahr spielt unser Halsbereich, das Kehlchakra *(Vishuddha)*, die wichtigste Rolle. Dabei geht es um das

Wort, die Kommunikation und die Verbindung aller Elemente, die zusammenkommen, um eine kraftvolle Stimme zu erzeugen: deine eigene Stimme, die auf ruhige und zusammenhängende Weise und ohne zu zögern – ohne Heiserkeit oder Stimmverlust – sagt, was du denkst und fühlst. Dieses Chakra verleiht allem, was aus dem Herzen kommt, Musik und Stimme und ist der letzte Raum, der die gröberen Elemente der physischen Welt verarbeitet; von da an gibt es nur noch spirituellen Aufstieg. In diesem biologischen Alter hast du viele Probleme der Jugend bereits hinter dir. Dein präfrontaler Kortex ist voll entwickelt; daher entspringen deine Entscheidungen, Ideen und Manifestationen einem ruhigen, ausgeglichenen Raum. Hier findest du deine Stimme, löst die Knoten in deinem Hals, die dich bisher zum Schweigen gebracht haben, und lässt deine Stimme wahr und ungehindert erklingen. Dieses Chakra steht mit der Schilddrüse in Verbindung, die unter anderem die Körpertemperatur, den Stoffwechsel und die Entwicklung von Nervenzellen reguliert. Auch der Vagusnerv ist ein wichtiger Bestandteil des biologischen Gleichgewichts dieses Chakras, da er die Bereiche des Rachens und Kehlkopfs, der Stimmbänder, der Schilddrüse und Nebenschilddrüsen in seinem Verlauf unmittelbar berührt. Durch die Schaffung einer günstigen Umgebung für ruhiges Atmen, den präzisen Einsatz der Resonanzkammern in deinem Gesicht und den richtigen, entspannten Umgang mit deinen Stimmbändern erreichst du ein Nirwana der Reife, das von Freude und Weisheit erfüllt ist.

In der Zeit **vom 35. bis zum 42. Lebensjahr** bist du bereits in höhere Bereiche aufgestiegen: Diese Entwicklungsphase ist *Ajna* – dem Chakra des dritten Auges, das zwischen deinen Augenbrauen liegt – zugeordnet. Jetzt wird dein Leben von Intuition, der Weisheit deiner Vorfahren und der Synthese von Informationen bestimmt – einer Welt der Erleuchtung und der Offenbarungen. Mittlerweile beherrschst du die Synchronisation zwischen all deinen Energiezentren perfekt. Diesem Chakra ist die Hypophyse (die Meisterdrüse des endokrinen Systems) zugeordnet. Wenn du diesen Bereich aktivierst, erreichst du einen Zustand mystischen Erwachens, der nichts mehr mit deinen Sinnen zu tun hat, sondern mit den (immateriellen) Astralkörpern zusammenhängt. Rein biologisch gesehen, besteht die Hauptaufgabe der Hypophyse darin, Hormone zu produzieren, die lebenswichtige Funktionen und Prozesse wie Stoffwechsel, Wachstum, sexuelle Reifung, Fortpflanzung und Blutdruck regulieren. All diese Funktionen entsprechen dem spirituellen Verständnis. In diesem Alter weiß der Mensch bereits genau, worin seine Mission besteht, und manifestiert genau die richtigen Mittel und Wege, um sie zu erfüllen.

Im Alter von 42 bis 49 Jahren hast du die Entwicklungsphase des Kronenchakras *(Sahasrara)* – den letzten Siebenjahreszyklus, der mit spirituellem Erwachen und vermehrter Expansion einhergeht – erreicht. Intuition spielt jetzt eine reale Rolle in deinem Leben, und Klarträume, die dir eine Fülle von Informationen liefern, werden zu etwas Alltäglichem. Im Bereich des Kronenchakras liegt die Zirbeldrüse. Diese Drüse produziert das »Schlafhormon«, das deinen zirkadianen Schlaf-Wach-Rhythmus reguliert. Um dieses Chakra zu erfahren, ist es besonders wichtig, dich nachts an deinen spirituellen Zufluchtsort zu begeben, indem du allein schläfst. Frei von äußeren Störungen durch Licht oder Lärm hast du deine Schlafumgebung total unter Kontrolle und kannst in einen tiefen Schlaf fallen, wodurch sich das Potenzial deiner Zirbeldrüse maximiert.

Denke daran, dass die Melatoninproduktion in deiner Zirbeldrüse davon abhängt, wie viel Licht deine Augen wahrnehmen. Deshalb bezeichnet man diese Drüse auch als »Auge des Horus«. In dieser Entwicklungsphase kennst du bereits alle physischen und emotionalen Höhen und Tiefen, die unser Körper durchläuft; daher wird es dir leichtfallen, dich an eine strenge Meditations- und Atmungspraxis zu gewöhnen. Das ist eine großartige Gelegenheit, mit deinem Guru, den aufgestiegenen Meistern, Engeln und Erzengeln in Verbindung zu treten.

ABER WAS PASSIERT NACH DEM 49. LEBENSJAHR?

Danach ist es an der Zeit, noch höher aufzusteigen – eine spirituelle Revolution zu beginnen oder fortzusetzen, die über die Welt der Sinne hinausgeht. Du stehst jetzt an einem Scheideweg – entweder kehrst du zu deinem Anfangsstadium (dem Wurzelchakra) zurück, in dem du von deinen Schließmuskelimpulsen getrieben wirst, beim Gehen immer wieder stolperst und dich – ähnlich wie ein Baby – als Mittelpunkt des Universums fühlst; oder du entscheidest dich dafür, innerlich zu wachsen und zu noch höheren Entwicklungsstufen aufzusteigen.

Stell dir vor, wie du immer weiter nach oben schwebst und dich in dein immaterielles Reich hineinwagst. Hier kannst du deinen Körper – die Heimat deines Unterbewusstseins – zurückgewinnen. Öffne dich für außergewöhnliche Wahrnehmungen und genieße die Freiheit, von gesellschaftlichen Erwartungen unbelastet zu sein! Allerdings kommt ein Rückfall in das Wurzelchakra-Entwicklungsstadium bei Männern sehr häufig vor. Er kann sich in einer Abneigung gegen den Reifungsprozess äußern; deshalb gibt es so viele ältere Herren, die auf der Suche nach jungen Frauen sind, sich wie Teenager kleiden und benehmen und zu Frauenfeindlichkeit und Melodramatik neigen. Diese Verhaltensweisen stehen für einen Abstieg – einen Widerstand gegen persönliches Wachstum.

Natürlich ist es deine eigene freie Entscheidung, ob du zu höheren Ebenen aufsteigen und dich weiterentwickeln möchtest oder nicht. Du hast die Wahl; aber du solltest diese Entscheidung in vollem Bewusstsein treffen und dir darüber im Klaren sein, dass du für alles, was du sagst, tust und denkst, voll und ganz verantwortlich bist. Ehre deine Zyklen, denn sie leben in deinem eigenen Inneren; aber sei dir bewusst, dass nur du die Möglichkeit hast, höhere Entwicklungsstufen zu erreichen. Nutze die Nächte, in denen du allein schläfst, als Verbündete, die dich bei diesem Initiationsprozess liebevoll in den Armen halten und umsorgen.

Die nun folgenden Rituale sollen dir helfen, diese rationalen Denkprozesse in deinem Inneren zu aktivieren und sie in der Erfahrung der heiligen Sinnlichkeit zu manifestieren.

☆ RITUAL 22: HEILIGER SAKRALBEREICH

1. Lege dich vor dem Schlafengehen ins Bett und richte deine Aufmerksamkeit auf deinen Beckenboden. Wenn du sitzt, ist das der Bereich, der auf dem Bett, Boden oder Stuhl aufliegt.
2. Fokussiere dich auf deine ganze Sakralregion – die Basis deines Rumpfes, wo die drei Beckenknochen zusammenlaufen, sämtliche Muskeln, die ihn stützen, und deinen Damm – und fühle dich dabei wohl und entspannt.
3. Drücke beim Einatmen deinen Genitalbereich zusammen, so als wolltest du den Urin zurückhalten (etwa so wie bei einer Kegel-Übung).
4. Lass die Luft zu deiner Wirbelsäule (in Richtung des Scheitelpunkts deines Kopfes) aufsteigen und begleite diesen Prozess mit einer Visualisierung: Stell dir vor, wie die Luft durch alle Wirbel deiner Wirbelsäule emporsteigt.
5. Beim Ausatmen löst du die Spannung in diesem Körperbereich wieder und entspannst ihn.
6. Wiederhole dieses Ritual fünf- bis siebenmal und nimm deine Atmung und die Schließung deines Beckenbodens dabei ganz bewusst wahr. Genauso bewusst solltest du spüren, was in deiner Beckenbodenregion passiert, wenn du sie wieder entspannst.

7. Halte deine Gedanken und Emotionen vor und nach dieser Übung schriftlich fest. Denke daran, dass es dein Atem ist, der die stagnierenden Punkte in Bewegung bringt, sodass die Energie frei fließen kann. Du kannst Stift und Papier bereitlegen, um nach diesem Ritual jedes Mal genau aufzuschreiben, was du fühlst, und auf diese Weise ein Tagebuch über deine Fortschritte führen. Bitte um Führung und Botschaften, vor allem im Hinblick auf deine sinnliche Kraft und die Erweiterung deines Horizonts, die du erleben wirst, wenn du dich deinen Klarträumen hingibst.

Wozu dieses Ritual dient und wie man es ausführt

Der Beckenboden – ein komplexes Geflecht aus Muskeln und Bindegewebe – bildet das Fundament, das deine Becken- und Bauchorgane stützt und hält. Sein Hauptbestandteil, ein Muskel namens Afterheber, erstreckt sich über den ganzen Beckenboden und bildet gewissermaßen eine muskuläre Hängematte für diese lebenswichtigen Strukturen. Deine Beckenorgane lassen sich in drei Bereiche unterteilen: den vorderen Teil (Blase und Harnröhre), den mittleren Teil (Gebärmutter und Vagina; bei Männern Prostata und Samenbläschen) und den hinteren Teil (Enddarm, Analkanal und Schließmuskelapparat).

Bei den Beckenbodenmuskeln handelt es sich in erster Linie um Stützstrukturen, die dazu beitragen, die Beckenorgane an Ort und Stelle zu halten, damit sie bei Anspannung nicht aus dem Becken austreten können. Diese Funktion erfüllen die Beckenbodenmuskeln durch unbewusste Kontraktionen in Ruhephasen oder bewusste Kontraktionen in Situationen erhöhten Drucks im Bauchraum (zum Beispiel bei Erbrechen, Niesen, Husten, beim Heben schwerer Gegenstände, bei forcierter Ausatmung und so weiter). Diese Muskeln tragen dazu bei, die Harn- und Stuhlkontinenz bis zum geeigneten Zeitpunkt der Entleerung aufrechtzuerhalten.

Ehre die tiefe Bedeutung dieses heiligen Bereichs im unteren Teil deines Körpers, da er gleichzeitig auch deinen Damm (die Region zwischen Vagina und After) beherbergt, der einen subtilen Austausch von Energien und lebenswichtigen Flüssigkeiten für deine sexuelle Gesundheit ermöglicht. Wenn dir die Struktur dieses Bereichs und die Kraft klar wird, die ihm innewohnt, räumt dieses Ritual dir Hindernisse aus dem Weg und verhilft dir zu einem besseren Verständnis deiner innersten Wünsche. Praktiziere es vor dem Schlafengehen, damit dein ganzes Wesen diese energetische Botschaft in sich aufnehmen kann: Von deiner heiligen Sakralregion aufwärts wird deine einsame Nacht zu einem mächtigen Verbündeten auf deiner transformativen Reise.

In der Welt der Yogis und spirituell suchenden Menschen kommt dem bewussten Schließen oder Manipulieren des Damms und der Sakralregion eine wichtige Bedeutung zu, vor allem wenn man diese »Verschlüsse« oder Kontraktionen der Beckenbodenmuskulatur bewusst und absichtlich herbeiführt. Im Sanskrit bezeichnet man das als *mula bandha, mula* bedeutet »Wurzel« oder »Ursprung«, und *bandha* heißt »Verschluss«; dabei handelt es sich also um einen Verschluss der »Wurzel« in deinem Beckenboden.

Yogis erkennen den Zusammenhang zwischen einem gesunden, geschmeidigen Damm und einer geistigen und emotionalen Klarheit und Ausgewogenheit im Hinblick auf das Thema Sexualität. Wenn man diese innere Klarheit erreicht hat, ist man in der Lage, seine Wünsche auf authentische Weise auszudrücken, voller Selbstvertrauen »Nein«, aber auch mit Begeisterung »Ja« zu sagen. Du bist die Schöpferin und Architektin dessen, was du mit deiner Sexualität leben und erforschen möchtest in dem Wissen, dass die Genitalien uns enorme spirituelle Entwicklungsmöglichkeiten bieten; und du bist auch die Drehbuchautorin deines eigenen sexuellen Vergnügens.

Wenn dein Wurzelchakra sich im Gleichgewicht befindet, spürst du Vitalität, Energie, Optimismus und Leidenschaft und fühlst dich verjüngt; all diese positiven Auswirkungen kannst du den ganzen Tag über nutzen, während dein Körper dank diesen wohltuenden nächtlichen Praktiken seine Batterien wieder aufladen kann.

Wenn du dieses heilige Sakralritual praktizierst und dein *mula bandha* schließt, entsteht dadurch eine ganze Kaskade positiver Effekte: Dann blüht in diesem innersten Kern deines Wesens ein gesteigertes Bewusstsein auf. Deine Gehirn-Rückenmarks-Flüssigkeit (Liquor) kommt ins Fließen und schafft neue Wege für dein Bewusstsein. Deine Identität wird gestärkt; und das gibt dir die Möglichkeit zu zweifeln, dich zu verändern, Dinge auszuprobieren, ganz neu anzufangen und dir darüber klar zu werden, was du mit deiner Sinnlichkeit und Sexualität anfangen möchtest. Außerdem erschließt dir dieses Ritual ein tieferes Verständnis für deine Träume, sodass ihre Botschaften deine Wachstunden erhellen können.

Halte die Erfahrungen, die du mit dieser Integration des Wurzelbewusstseins in dein Leben machst, schriftlich fest, denn sie wird dir ganz neue Türen öffnen: Dadurch kannst du die Nutzung und den Genuss deiner sexuellen Energie aus einer noch nie da gewesenen, revolutionären Perspektive betrachten.

☆ RITUAL 23: KAISERLICHE STADT

1. Setze dich auf dein Bett. Lehne dich mit dem Rücken gegen das Kopfkissen, damit du es bequem hast, und spüre, wie alle Anspannung aus deinem Körper weicht. Atme tief durch und tritt mit deinem Herzschlag in Kontakt, während du die rechte Hand an deinen Hals legst, und zwar ganz sanft und ohne übermäßigen Druck; du sollst diese Berührung einfach nur spüren.
2. Senke den Kopf, sodass dein Kinn zwischen Daumen und Zeigefinger deiner Hand ruht. Diese Vertiefung bietet dir genau den Platz, den du brauchst, um dein Kinn bequem abzustützen.

3. Konzentriere dich auf deinen Herzschlag, während du ein- und ausatmest, ohne den natürlichen Fluss deiner Atmung in irgendeiner Form beeinflussen zu wollen.
4. Ziehe beim Ausatmen deine Stimmritze zusammen, indem du deine Zunge bei geschlossenem Mund an den Gaumen legst. Dabei wirst du ein Geräusch hören, das sich so ähnlich wie Wind oder Meeresrauschen anhört und nicht aus deiner Nase, sondern aus deinem Hals kommt.
5. Halte während des Atmens weiterhin die rechte Hand an deinen Hals. Die linke Hand liegt unterhalb des Bauchnabels, auf der Höhe deiner Gebärmutter; du berührst damit also den Altar deines Körpers.
6. Atme sechs- bis siebenmal ein und aus, während du dieses Geräusch erzeugst; deine Hände liegen dabei immer noch auf deinem Hals bzw. deiner Gebärmutter. Sobald du das Gefühl hast, dass der Kreislauf ausgewogen und dein Geist ruhig ist, beginnst du, deinen Körper zu massieren und zu streicheln. Du kannst dabei auf die gleiche Weise weiteratmen wie bisher oder zu deiner normalen Atmung zurückkehren.
7. Erweitere die Liebkosung oder Massage deines Körpers auch auf versteckte Bereiche – deine Achselhöhlen, die Zwischenräume zwischen deinen Zehen, das Innere deiner Ohren – oder andere Stellen, die normalerweise nur selten berührt werden.

Wozu dieses Ritual dient und wie man es ausführt

Durch das freiwillige Schließen deines Rachens und deiner Stimmritze entsteht eine außergewöhnliche energetische Resonanz in deinem ganzen Körper, die einen wichtigen Beitrag zur Entwicklung einer gesteigerten Sinnlichkeit leistet. Yogis empfehlen diese Verschlüsse oder *bandhas* (siehe auch das vorige Ritual zum Verschluss des Damms auf Seite 114) als direkten Weg, um uns ein anderes

Bewusstsein und andere Ebenen des Verständnisses zu erschließen. Durch das Auflegen der Hände auf deinen Hals und deine Gebärmutter verbindest du heilige Bereiche deines Körpers miteinander. Dadurch entstehen neue genetische Informationen – eine kaiserliche Stadt mit der Achse Hals-Gebärmutter, vereint durch das intelligente Zentrum deines Herzens.

Diese Atemtechnik mit geschlossener Stimmritze überträgt ihre Schwingungen schnell auf deinen Herzschlag und sorgt für eine sanfte Entspannung und Neukalibrierung. Deine Gehirnwellen werden langsamer und versetzen dich in einen meditativen Zustand, der allerdings kein Schlaf, sondern eine wache, beobachtende Präsenz ist. In diesem Zustand fühlst du, wie deine Emotionen sich entfalten, ohne dich mit ihnen zu identifizieren. Im Grunde genommen spürst du diese Emotionen und lässt sie zum Ausdruck kommen, ohne dich jedoch an sie gebunden zu fühlen; du registrierst sie lediglich als vorübergehende Erfahrungen. Kehle und Damm – zwei Körperregionen, die von Mystikern schon seit Langem für ihre ganz besondere Sprache geschätzt werden – stehen miteinander in Resonanz. Deine Worte werden zu einer Reflexion deiner Gebärmutter und deines Gebärmutterhalses und schaffen einen positiven Kreislauf, der durch das Herz geschlossen wird. In diesem Zustand der Ermächtigung wird der Sieg zu einer natürlichen Konsequenz, statt einfach nur eine Visualisierung zu sein.

Dieser physische und biologische Prozess steht in direkter Korrelation zu deiner Fähigkeit, deine Sexualität zu spüren und zu erleben, denn er löst die Ausschüttung von Hormonen und Eiweißen aus, die dich auf tiefster Ebene – bis hin zu den Mitochondrien deiner Zellen – revitalisieren. Jeder Atemzug verfeinert die Töne und Frequenzen so wie das Aufsteigen einer musikalischen Oktave, während du dir darüber klar wirst, dass erogene Zonen keine gesellschaftlichen Konstrukte, sondern ein Ausdruck deiner angeborenen Sinnlichkeit sind. Diese Energie durchströmt deinen Körper und Geist und wartet darauf, entdeckt zu werden.

Hülle dich jede Nacht in einen Kokon der Selbstwahrnehmung ein. Mach dir deine Kehle und deinen Mund zu Verbündeten für liebevolle Selbstgespräche, bei denen du dir Worte der Fürsorge und Ermutigung zuflüsterst, statt in Selbstsabotage und Verzweiflung zu versinken. In der Geborgenheit deines Betts kannst du deine eigene kaiserliche Stadt visualisieren. Sieh, wie sie blüht und gedeiht – in helles Licht getaucht und mit wunderschönen Grünflächen geschmückt ist. Das ist dein Zufluchtsort, der dich jederzeit willkommen heißt, wenn du ihn brauchst.

☆ RITUAL 24: VIBRATOREN UND VIBRATIONEN

1. Setze dich auf dein Bett. Dein Rücken ist gerade, und deine Schultern sind nach unten gezogen (um unnötige Verspannungen zu vermeiden). Atme tief ein, öffne den Mund, strecke die Zunge heraus und atme dann wieder aus. Achte darauf, dass deine Zunge vollständig aus deinem Mund herauskommt, damit du spürst, wie sich der Raum in deinem Rachen immer weiter öffnet.
2. Wiederhole diese Atmung und Aktivierung, ohne Angst vor den Geräuschen zu haben, die dabei aus deinem Hals kommen. Halte sie nicht zurück, sondern lass ihnen einfach freien Lauf und ermutige dich dazu, sie als deine eigenen anzuerkennen. Höre dir bei diesen Geräuschen zu und lass sie einfach fließen und sich ausbreiten, ohne sie in irgendeiner Weise zu bewerten oder zu benennen.
3. Während du den Mund noch weiter öffnest, stellst du dir vor, dass dabei eine direkte Verbindung zu deinem Vaginalbereich entsteht, bis du spürst, wie das Geräusch auf und ab wandert und eine noch stärkere Schwingung erzeugt. Dabei wirst du einen nachhaltigeren, konstanteren Klang wahrnehmen, der in seiner

Lautstärke oder Intensität variiert, je nachdem, wie du dich gerade fühlst.

4. Stell dir vor, wie sich nach und nach immer mehr Räume in deinem Inneren öffnen, bis du spürst, wie dein ganzer Körper vibriert und mit Sauerstoff versorgt wird und die Schwermetalle in deinem Inneren sich in reines Gold verwandeln.
5. Lass deinen Mund und deine Zunge wieder locker und sei dankbar für den Prozess, der mit dieser Schwingung einhergeht. Dieser erhabene Zustand der Wertschätzung und Dankbarkeit ist eine wichtige Voraussetzung für die Erkenntnisse und Offenbarungen, die dir während deiner nächtlichen Reise auf deinem fliegenden Teppich zuteilwerden sollen.

Wozu dieses Ritual dient und wie man es ausführt

Wir verwenden bei diesem Ritual keine vibrierenden Geräte und führen auch keine Fremdkörper in unseren Körper ein, sondern aktivieren einfach nur die Frequenz der Spiegelorgane wie beispielsweise Luftröhre, Vaginalkanal, Stimmbänder und Vulva. Beide Enden unseres Körpers sind in anatomischer Hinsicht mehr oder weniger miteinander identisch; beide bestehen aus einem hohlen, feuchten Kanal, der mit weichem Gewebe ausgekleidet ist, sich bei Anspannung schließt und bei Entspannung öffnet.

Die Ähnlichkeiten zwischen Rachen und Vagina sind so auffallend, dass man die beiden Organe bei Zeichnungen oder Modellen nicht voneinander unterscheiden kann. Wie zwei unzertrennliche Zwillinge, die ein paar Meinungsverschiedenheiten miteinander hatten, werden sie im Inneren deines Körpers nun endlich zu Komplizen.

Eng durch den Vagusnerv miteinander verbunden, repräsentieren beide Organe genau diese Erfahrung, deiner Stimme freien Lauf zu lassen, deine Genitalien zu öffnen, zu sagen, was du denkst und fühlst, und auszudrücken, was du willst. Diese Organe reagieren, indem sie sich bei Anspannung oder Bedrohung verschließen und sich bei Freude und Schönheit vertrauensvoll öffnen.

Wenn du atmest, singst, isst, deine Zunge bewegst und heiligen Speichel produzierst, spiegeln sich diese Aktivitäten in deinen Genitalien wider, die das Gleiche empfangen und fühlen. Das geht sogar so weit, dass die Schleimhaut und der Speichel in deinem Rachen sich während deines Menstruationszyklus verändern, ebenso wie die Schleimhaut deines Gebärmutterhalses und der Säuregrad deiner Vagina.

Dieses Ritual lädt dich dazu ein, die Geister von Zauberinnen, Hexen und weisen Frauen früherer Zeiten – jenen Meisterinnen des spirituellen Wegs und Initiatorinnen von Sprachen und Gedichten – zu channeln, bis die Grenzen zwischen deiner Stimme und deinem Schoß verschwimmen. Auf der Ebene deiner Halswirbel, deines Kehlkopfs und deiner Stimmbänder und auf der Ebene deiner heiligen Sakralregion spiegeln Becken und Geschlechtsorgane die Verbundenheit sämtlicher Kanäle und Organe wider. Wenn ein Teil unseres Körpers leidet, spiegelt sich das auch in allen anderen Teilen wider. Umgekehrt gerätst du, wenn Freude und Liebe vorherrschen, in einen Zustand tiefer körperlicher und seelischer Entspannung hinein.

Bist du bereit, deine heilige Sinnlichkeit zum Leben zu erwecken, indem du deinen Rachen öffnest und singst? Singen öffnet einen Weg, auf dem du mit deiner Sexualität und deiner inneren Kraft in Verbindung treten kannst – unabhängig von äußerer Bestätigung. Diese Resonanz fließt nicht nur nach oben, sondern auch nach unten. Die Energie, die du durch deine Kehle zum Ausdruck bringst, kann kreativ und konstruktiv, aber auch düster sein und dir deine Energie rauben, genau wie die Schwingung, die von deinem Genitalbereich, deiner Vagina und deinem Gebärmutterhals ausgeht und in deinem ganzen Unterleib nachklingt.

Diese Resonanz kann auf biologischer oder spiritueller Ebene existieren und Freude oder Schmerz widerspiegeln – je nachdem, wofür du dich entscheidest. Womit du sie assoziieren möchtest, ist deine eigene Entscheidung; aber es ist wichtig, dir darüber im Klaren zu sein, dass alles miteinander in Verbindung steht und dass es durch die Förderung von Wohlbefinden in einem Bereich automatisch auch dem jeweiligen Spiegelbereich besser geht. Praktiziere dieses Ritual vor dem Schlafengehen und bitte dabei darum, in deinen luziden Träumen die gewünschten Informationen zu empfangen.

☆ RITUAL 25: SONNENLICHT ZWISCHEN DEINEN BEINEN

1. Suche dir ein Plätzchen, an dem du dich sonnen kannst – einen Ort, wo du ganz ungestört bist und von niemandem gesehen wirst. Das kann deine Terrasse, dein Balkon oder auch eine Ecke in deiner Wohnung sein, in die die Sonne durchs Fenster hereinscheint.
2. Du solltest dieses Ritual morgens zuallererst oder nachmittags zuallerletzt praktizieren, und zwar höchstens 30 Sekunden bis eine Minute lang.
3. Hebe die Beine, ohne Unterwäsche anzuhaben, sodass die Sonne direkt auf deinen Damm scheint, oder wähle irgendeine andere Position, in der die Sonne deinen ganzen Genitalbereich bescheint.
4. Genieße die Gefühle, die du dabei hast, und halte deine Erfahrungen schriftlich fest.
5. Nachts im Bett stellst du dir dann vor, wie das Licht der großen Meistersonne zwischen deinen Beinen hervorscheint. Erleuchte dein ganzes Reich mit dieser Energie, die du tagsüber aufgeladen hast.

Wozu dieses Ritual dient und wie man es ausführt

Versteckte Körperbereiche dem Sonnenlicht auszusetzen, ist eine Praxis, die man mit gesundem Menschenverstand, vor allem aber mit klarer Absicht durchführen sollte. Sie ist eine gute Ergänzung zu den tiefgründigen Meditationen und Ritualen, die du bei deiner Arbeit mit diesem Buch praktizierst, und steht in direktem Zusammenhang mit dem Erwachen der Sinnlichkeit in Körperteilen, über die wir uns nie (oder fast nie) Gedanken machen. Ein Nerv, der durch den Damm verläuft und für den ganzen Beckenbereich eine wichtige Rolle spielt, ist der sogenannte Schamnerv. Dieser Nerv und seine vielen Verzweigungen machen diesen Bereich besonders sensibel für sexuelle Empfindungen; dadurch wird dir bewusst, was für eine Power du zwischen den Beinen hast. Dich der Sonne zu öffnen, ist ein symbolischer Akt der Verehrung deiner Genitalien, die dadurch in den Genuss von Licht und Wärme kommen.

Bei diesem Ritual entsteht ähnlich viel Energie wie bei einer spirituellen Praxis, da es dich mit Vitalität auflädt und eine hormonelle Reaktion auslöst, die dich in einen Zustand des Gleichgewichts und der Entspannung versetzt. Praktiziere es ein- bis zweimal pro Woche für kurze Zeit (nicht länger als eine Minute) und nutze dafür stets das erste Licht der Morgendämmerung oder das letzte Licht des Nachmittags, um keine UV-Strahlen abzubekommen, die die empfindliche Haut deines Damms schädigen könnten.

Wärme und Sonnenenergie sind Geschenke, die du in dein nächtliches Reich mitnehmen kannst. Du hast die Möglichkeit und das Recht, sie jederzeit heraufzubeschwören, wenn du sie brauchst. Vergegenwärtige dir noch einmal das Gefühl dieser warmen, sanften Sonne auf deinem Körper und stelle dir vor, wie sie an deiner Wirbelsäule entlang bis zum Scheitelpunkt deines Kopfes emporsteigt, angespannte Bereiche entspannt und neue Resonanzkammern in deinem Körper öffnet.

Das Schönste an diesem Ritual ist, dass dabei alles, was früher verborgen war, ans Licht kommen kann; die Welt der Schatten muss erhellt werden, und die geheimen Teile deines Körpers, die tabu oder wesensfremd für dich sind, können offenbart werden, um deine Selbstwahrnehmung zu verbessern und dein Bewusstsein auf eine höhere Ebene emporzuheben. In der Nacht wirst du das Licht der Sonne zwischen deinen Beinen tragen.

☆ RITUAL 26: NÄCHTLICHER SPIEGEL DER SEELE

1. Suche dir einen Spiegel und nimm dir ein bisschen Zeit, deine Genitalien zu betrachten. Das kannst du zum Beispiel vor dem Schlafengehen im Badezimmer oder vor dem Einschlafen in deinem Bett tun. Schau dir diese intimen Bereiche deines Körpers bewusst und entschlossen an. Lass deinen Blick darauf verweilen und baue eine Verbindung zu ihnen auf. Nimm dir ein paar Minuten Zeit für diese Übung, bevor du einschläfst.
2. Achte während dieses Rituals genau auf deine Gedanken und inneren Dialoge. Nimm dir vor, alle Meinungen loszulassen, die dir dabei im Kopf herumgehen. Es sind nur Gedanken: Hänge dich nicht daran fest.
3. Schau dir jeden Teil deines Körpers genau an – alle Falten, Kurven und Oberflächenstrukturen –, um möglichst viele Details wahrzunehmen und dich mit deinem wunderschönen Körper vertraut zu machen.
4. Richte deine Aufmerksamkeit nun auf deinen Atem und sprich Worte mit hoher Schwingungsfrequenz vor dich hin, während du deinen Geist beruhigst und deine Beobachtung vertiefst. Gib deinem Spiegelbild eine neue Bedeutung, indem du deine Genitalien mit göttlichen, heiligen, liebevollen und erhebenden Begriffen benennst. Wähle dafür Worte, die du verwenden würdest, um mit einem geliebten Menschen zu sprechen – lass genau die

gleiche Zärtlichkeit in sie hineinfließen. Sprich sanft und liebevoll zu diesem Spiegelbild.

5. Beende dein Ritual in einer Haltung tiefer Dankbarkeit für die Entdeckungen, die du dabei gemacht hast. Nimm dieses neu gewonnene Verständnis mit auf deine nächtliche Reise und wisse das Wunder deines Körpers als heiligen Tempel zu schätzen, in dem sich in jeder Hinsicht das Wesen deiner Seele widerspiegelt.

Wozu dieses Ritual dient und wie man es ausführt

Politisch inkorrekt? Kulturell unangemessen? In manchen sozialen Umfeldern vielleicht ungewohnt? Hast du dich schon einmal selbst angeschaut? Kennst du deine intimsten Körperstellen? Worin bestehen deiner Meinung nach die positiven Seiten dieses Rituals? Nimm einmal einen Spiegel zur Hand und finde die bequemste Position, um dir zwischen die Beine zu schauen und die Welt zu betrachten, die dort liegt – eine Welt, die dich (wenn auch vor den Blicken der Außenwelt versteckt) überallhin begleitet. Im Spiegel kannst du deine Vulva betrachten, zu der die äußeren und inneren Schamlippen gehören. Schau dir auch die Klitoris, den Damm, die Harnröhre, die Scheidenöffnung und den After an.

Während du dich auf diese Weise selbst entdeckst und ermächtigst, übernimmst du die Kontrolle über das, was mit den erogenen Zonen deines Körpers passiert; du erlaubst dir, ein Teil des Ganzen zu sein – und auch diese Körperregionen, über die wir aufgrund kultureller Zwänge oft zu peinlichem Schweigen verdammt sind, gehören dazu. Denke daran, wie kulturelle, politische, erzieherische, überlieferte und soziale Vorschriften dich in der freien Erforschung dieser Körperteile einschränken und versuchen, dich in einer unterwürfigen Beschämung gefangen zu halten – wie diese vermeintlichen »Regeln« Ängste schüren, um dir den Weg zu sexuellem Genuss zu erschweren. Diese geheime Entdeckungsreise wird nur selten in genauen Begriffen diskutiert, geschweige denn wirklich verstanden; doch wenn du diesen Schleier lüftest und dich der Praxis der Selbstbetrachtung hingibst, wirst du dabei deiner Seele, deinem innersten Wesen begegnen. Mit diesem Ritual, bei dem du deine Vulva und andere Genitalbereiche betrachtest, löst du eine existenzielle Revolution aus – einfach indem du dich da unten anschaust. Dabei handelt es sich um eine sehr bewusste, präzise Meditation, mit der du dir selbst ein großartiges Geschenk machst; denn dadurch lernst du deine Anatomie kennen und entwickelst eine Neugier, die darüber hinausgeht, was Anatomiebücher oder Poster in der Frauenarztpraxis dir zeigen.

Du kannst in deinen Spiegel schauen und dort das Spiegelbild der Vollkommenheit sehen, das direkt mit dem Mond und seinen Zyklen in Verbindung steht – mit dem Geheimnis des Verborgenen, jener Kosmogonie der unanfechtbaren Intuition, die zwischen deinen Beinen liegt. Kommuniziere mit deinen weiblichen Genitalien, streichle sie, lerne sie kennen, integriere sie in dein Leben und sprich während dieser nächtlichen Entdeckungsreise sanft und liebevoll mit ihnen, bevor du das Raumschiff besteigst, das dich in jene andere Welt bringt, wo die Sterne deine Wegweiser sind.

Geführte Meditation vor dem Spiegel

Und hier kommt noch eine geführte Meditation, die du praktizieren kannst, während du in den Spiegel schaust:

Betrachte dein Gesicht, richte deine Aufmerksamkeit auf alle Details und lass Gedanken und Gefühle in dir aufsteigen, ohne sie zu bewerten. Lass deinen Blick wie bei einem heiligen Ritual von deinem Gesicht zu deinen Genitalien wandern und nimm alles wahr, was dich zu einem ganzen Menschen macht – wie bei einer privaten Zwiesprache, einer Verbindung, die nur du aktivieren und liebevoll pflegen kannst.

Die hohe Energie, die durch diese Praktiken entsteht, hat einen ganz erstaunlichen Einfluss auf dein Erleben bei Tage, und zwar sowohl in körperlicher als auch in emotionaler und geistiger Hinsicht. Öffne dich für die Synchronizitäten und Wunder, die auf dich warten.

☆ RITUAL 27: KLITORIS

1. Setze dich so aufs Bett, dass du spürst, wie dein Kreuzbein von der Matratze gestützt wird. Nimm eine gerade Körperhaltung ein und vermeide unnötige Anspannung. Dann beginnst du, in den Bauch hineinzuatmen. Achte darauf, wie deine Bauchdecke sich dabei hebt und senkt, um ganz sicherzugehen, dass du von der Brustatmung auf die Bauchatmung umgestiegen bist – eine Atemtechnik, bei der all deine inneren Organe massiert werden.
2. Kontrahiere deinen Beckenboden so wie in dem auf Seite 114 beschriebenen Ritual 22, in dem es um den Verschluss des Beckenbodens namens *mula bandha* geht. Denke daran, deinen Dammbereich beim Einatmen anzuspannen und beim Ausatmen wieder zu entspannen. Atme dabei in den Bauch hinein und konzentriere dich auf den Punkt zwischen deinen Augenbrauen. Dieser soll dir als Fokuspunkt dienen, auf den du deine Aufmerksamkeit richten kannst, um nicht abgelenkt zu werden.
3. Konzentriere dich nun auf den Bereich deiner Klitoris, während du deinen Atem an der Wirbelsäule entlang bis zum Scheitelpunkt deines Kopfes aufsteigen lässt. Jede Einatmung beginnt an deiner Klitoris und bewegt sich dann nach oben. In der Zwischenzeit entscheidest du, ob du dich bei diesem Ritual mit den Händen berühren oder weiterhin nur die Atemübung praktizieren möchtest. (Wenn du dich für die letztere Option entscheidest, solltest du wissen, dass das eine viel fortgeschrittenere Technik der Selbsterforschung ist. Probiere sie ruhig aus und erkunde sie.)

4. Spüre und visualisiere den strahlenden Glanz, der dich umgibt und durch deine Atmung aktiviert wird. Dadurch wirst du eine ganz neuartige und intime Beziehung dazu entwickeln, was gerade in dir vorgeht. Du kannst im Rahmen dieser Praxis auch um bestimmte Dinge bitten, die du dir wünschst, die du brauchst oder nach denen es dich verlangt. Du kannst dich sogar auf bestimmte für dich wichtige Themen (zum Beispiel die Heilung gesundheitlicher Probleme, die Lösung von Konflikten, die Eröffnung neuer Chancen und so weiter) fokussieren, während du weiterhin den strahlenden Glanz um dich herum visualisierst und dich auf den Punkt zwischen deinen Augenbrauen konzentrierst.
5. Praktiziere diese nächtliche Zeremonie vor dem Zubettgehen und mach dir die Hormone zunutze, die bei diesem Ritual ausgeschüttet werden, da sie Störungen in deinem Energiefluss ausgleichen. Diese Praxis hat einen sehr großen mystischen Wert, da sie auch Visionen aktiviert und einen Kanal öffnet, durch den du Botschaften von höherentwickelten Wesenheiten empfangen kannst. Diese unsichtbaren Wohltäter erhöhen deine Frequenz und stärken deine Selbstliebe und dein Vertrauen in deinen Weg.

Wozu dieses Ritual dient und wie man es ausführt

Vergessen, verborgen, keines Namens gewürdigt, aufgrund von Fehlvorstellungen und Männlichkeitswahn jahrhundertelang abgelehnt, von Wissenschaftlern und Ärzten geleugnet: Jetzt möchte die Klitoris – *deine* Klitoris – endlich sprechen, gehört werden, einen prominenten Platz in deinem Leben einnehmen und kraft deines Willens und deiner persönlichen Entscheidung wiedergeboren werden. Ihr Name kommt aus dem Griechischen *kleitoris,* was so viel wie »kleiner Hügel« bedeutet – eine Etymologie, durch die sie an sich schon herabgewürdigt und geschmälert wird, obwohl ihre Kraft unbestreitbar ist und ihre absolute Zugehörigkeit zum Weiblichen sie unbesiegbar macht.

Die Klitoris ist das einzige Organ im menschlichen Körper, das nur zum Vergnügen existiert. Mit über 8000 Nervenenden (doppelt so viele wie im Penis) ist sie ein Meisterwerk aus Blutgefäßen, Drüsen und komplizierten Strukturen, die wir Frauen sehr gut kennen. Klitoris und Penis haben denselben Ursprung; sie entwickeln sich im Mutterleib aus dem gleichen embryonalen Gewebe. Doch in der achten Schwangerschaftswoche sorgt das Y-Chromosom in der männlichen DNA dafür, dass sich dieses Gewebe in einen Penis verwandelt, während es bei Frauen zur wunderschönen Klitoris wird. Dieses nur bei Frauen vorhandene Organ besteht aus drei Teilen: der *Eichel* (das ist die sichtbare Spitze, die von den kleinen Schamlippen bedeckt ist und der männlichen Vorhaut entspricht); dem *Körper*, der aus zwei Schwellkörpern besteht; und der *Wurzel*, die die Klitoris fest mit dem Schambein verbindet.

Es ist wichtig, die Anatomie der Klitoris zu kennen und zu verstehen, denn die Tatsache, dass sie so tief im Becken versteckt liegt, verleiht ihr geheimnisvolle Fähigkeiten. Gerade deshalb ist es von entscheidender Wichtigkeit, dass du dir dieses Lustorgan zu eigen machst und es voll und ganz unter Kontrolle hast. Dieses Ritual lädt dich dazu ein, deine Klitoris zu erkunden in dem Bewusstsein, dass die Energie, die du bei diesen Begegnungen mit dir selbst erzeugst, ein Quell der Gesundheit und Vitalität ist, den du pflegen und dir bewahren solltest.

Mit jedem bewussten Atemzug, den du tust, während du dich auf dein drittes Auge fokussierst, entfachst du eine Kaskade spirituellen Erwachens. Dieser heilige Akt hebt die Erfahrung dieses Rituals zum Chakra deines dritten Auges empor und fördert die Entkalkung deiner Zirbeldrüse und Hypophyse. Er regt den liebevollen Fluss deiner Gehirn-Rückenmarks-Flüssigkeit sanft an und verwandelt die leuchtenden Funken, die du in deinem Inneren erzeugst, in ein kraftvolles Reservoir, um deinen Körper, deinen Geist und deine Emotionen wieder ins Gleichgewicht zu bringen. Auf diese Weise legst du alle Schamgefühle oder gesellschaftlichen Zwänge ab, die du aus längst vergangenen Zeiten ererbt hast und die vielleicht immer noch in dir nachklingen. Praktiziere dieses Ritual, um in Licht zu baden, bevor du dich in deine nächtliche Traumwelt begibst und durch das himmlische Reich deiner herrlichen Nacht hindurchzuschweben beginnst.

☆ RITUAL 28: EROTIK ÜBERALL

1. Für dieses Ritual kannst du dich entweder auf dein Bett setzen oder hinlegen. Massiere vor dem Einschlafen sanft die Hinterseite deiner Ohrmuscheln und bewege deine Hände dabei immer wieder auf und ab. Nimm diesen Knorpel mitsamt seiner Form und Konsistenz ganz bewusst wahr, als würdest du ihn zum ersten Mal erleben. Schließe die Augen, um diese körperliche Empfindung zu verstärken, und führe diese rhythmische Bewegung mit beiden Händen zugleich aus, während du langsam ein- und ausatmest.
2. Wende dich nun deinen Ohrläppchen und dem umliegenden Gewebe zu und setze die Massage im gleichen Rhythmus und mit der gleichen Intensität fort. Halte die Augen dabei geschlossen; wenn Gedanken aufsteigen, lass sie vorbeiziehen, ohne sie zu bewerten. Während du deine Ohren berührst, legst du die Zeigefinger in sie hinein und drückst sie ein paar Sekunden lang sanft nach unten, um dein Nervensystem zu beruhigen und deinen Vagusnerv zu aktivieren. Nun achte darauf, was du fühlst.
3. Setze diese Massage nun mit der gleichen Intensität weiter unten fort und berühre deinen Hals und deinen Nacken, als tätest du das zum ersten Mal in deinem Leben. Was fühlst du dort? Irgendetwas Neues? Hat sich an deinen Emotionen etwas verändert, als du diesen Körperteil berührt hast?

4. Dehne nun mit den Fingern dreimal deine Stirn, indem du von der Mitte nach außen streichst. Dann setzt du diese Massage bei deinen Augenbrauen fort: Massiere sie in kreisförmigen Bewegungen von der Mitte zu den Schläfen hin. Anschließend gehst du vom Bereich unter deinen Augen zu den Wangen über. Verweile dort, spüre deine Wangenknochen – die Knochen, die Haut, die Oberflächenstruktur – und führe die Massage anschließend an deinen Lippen fort. Berühre sie sanft und ehre dabei die Erinnerungen und Emotionen, die sie vielleicht in dir hervorrufen. Nutze diesen Schritt des Rituals, um deine Erotik und Sinnlichkeit zu feiern.
5. Nachdem du diese Reise über dein Gesicht abgeschlossen hast, atmest du weiter sanft ein und aus. Denke daran, dass diese Berührungen sämtliche Zellen deines Körpers aktivieren. Du kannst diesen Kreislauf mehrmals wiederholen – so lange, bis du einschläfst. Atme: Deine Träume werden dir Wahrheiten über die unendliche Macht deiner Erotik als treibender Kraft in deinem Leben offenbaren.

Wozu dieses Ritual dient und wie man es ausführt

Über die bekannten erogenen Zonen wie Klitoris oder Brustwarzen hinaus haben bei uns Frauen auch Gesicht, Kopf und Hals eine geradezu explosive Kraft, wenn es darum geht, Lustgefühle zu erleben. Dieses Ritual lädt dich zu einer Entdeckungsreise ein, die du ohne Vorurteile oder Erwartungen antreten solltest, während du mit der dynamischen Erforschung dieser Körperregionen beginnst. In deinen Lippen befinden sich zum Beispiel mehr als eine Million Nervenenden, die sie zu einer der stärksten erogenen Zonen deines Körpers machen. Schon die leiseste Berührung, der geringste Kontakt oder die leichteste Reibung sendet eine ganze Kaskade von Informationen an dein Gehirn und aktiviert Neurotransmitter und Hormone, die dein Denken und Fühlen beeinflussen.

Beobachte einmal, was in dir vorgeht, während du dieses Ritual praktizierst, in dem all diese Körperteile beteiligt sind, denen eine so starke erotische Kraft innewohnt, die eng miteinander verbunden sind und deinen Körper, wenn du sie nachts stimulierst, in einen Zustand der Gnade versetzen. Diese Körperregionen haben nicht nur etwas mit deiner Erotik zu tun, sondern werden auch von deinem Vagusnerv berührt, der für die Beruhigung des sympathischen Nervensystems und den Abbau von Spannungen und Irritationen eine sehr wichtige Rolle spielt. Bei dieser Massage wird dein Parasympathikus – jener Zweig deines Nervensystems, der für Ruhe und Geduld zuständig ist – aktiviert, was sich sehr positiv auf dein Gehirn, deine Emotionen und deinen ganzen Körper auswirkt.

Zusätzlich zu ihrer Wirkung auf deinen Körper stehen die Stellen, die du während dieser Massage berührst, auch in direktem Zusammenhang mit deinem Lymphsystem, das die Aufgabe hat, Gift- und Abfallstoffe, Krankheitserreger, abgestorbene Blutkörperchen, Verunreinigungen und alles andere, was dein Körper nicht braucht, über ein Netzwerk aus Geweben und Organen aus deinem Organismus abzutransportieren. Dieses System besteht hauptsächlich aus Lymphe (einer Flüssigkeit, die weiße Blutkörperchen enthält, welche den Körper gegen Krankheitskeime verteidigen) und Lymphgefäßen, die die Lymphe durch den Körper transportieren. Die wichtigsten Organe des Lymphsystems sind die Thymusdrüse und das Knochenmark.

Im Gegensatz zum Herz-Kreislauf-System besitzt dieses großartige System keine Pumpe, um Flüssigkeiten zu transportieren; der Lymphfluss entsteht durch die Bewegungen des Körpers, das Pulsieren der Arterien und die Kontraktionen der Muskeln. Lymphe ist eine farblose Flüssigkeit – daher ihr poetischer Name, der sich vom lateinischen Wort *lympha* (klares Wasser) herleitet. Sie fließt durch den Körper und hält den Flüssigkeitshaushalt im Gleichgewicht, um Infektionen und plötzlichen gravierenden gesundheitlichen Problemen vorzubeugen.

Sie kann ihre reinigende Funktion aber nur dann erfüllen, wenn der Körper in Bewegung ist. Alles, was nicht aktiviert wird, stagniert. Wenn dein Körper durch die negativen Gedanken gelähmt ist, die dir im Kopf herumgehen, erliegt er dem Drama des Katastrophendenkens. Deshalb versucht dieses sinnliche, intime Ritual, dich mit nicht traditionellen erogenen Körperteilen in Verbindung zu bringen und dir dadurch zu zeigen, dass du einen Beitrag zum allgemeinen Wohlbefinden deines Organismus leisten kannst, indem du die Lymphe bei ihrem reinigenden Tanz durch deinen Körper begleitest.

Wenn du diese höherentwickelte Form von Erotik kultivierst, setzt du damit ein Crescendo der Selbstfindung in Gang. Bei dieser Praxis werden unweigerlich Fragen über dein Wesen und die Kraft, die in deinem Körper steckt, in dir aufsteigen. Diese Fragen kannst nur du selbst beantworten. Praktiziere dieses Ritual allein in deinem Bett und lass deiner Fantasie dabei ohne Ängste oder innere Einschränkungen freien Lauf, denn nichts und niemand wird dich dabei stören. Sobald du damit fertig bist, lass dich auf einen Dialog mit deinen Ohren und Ohrläppchen, deinem Hals, deiner Stirn, deinen Augenbrauen, Augen, Wangen und Lippen ein. Frage sie, wie es sich für sie anfühlt, so verwöhnt zu werden, und höre dir ihre Antworten genau an, denn was sie dir sagen, wird dein Blickfeld und den Horizont deiner Gefühle erweitern.

Begib dich auf eine transformative Reise der Bewusstseinserweiterung, während deine Hände zu Kanälen göttlicher Berührungen werden und unkonventionelle erogene Zonen zu einer Sinfonie sinnlicher Empfindungen erwecken.

KAPITEL FÜNF

LUZIDES TRÄUMEN

Hey Mädels, versenkt euch mal in dieses Gedicht von Jorge Luis Borges! Genießt jedes seiner Worte, denn sie sind der Auftakt zu eurer Reise in die Welt der luziden Träume. Spürt, wie seine Verse durch euch hindurchfließen, und nehmt sie in euch auf. Seine Worte weben einen Teppich aus der Komplexität der Träume, und gleichzeitig spiegelt sich darin ihre Einfachheit als Quell der Führung für euer Wachleben wider. Viele große Dichter und Schriftsteller aus aller Welt haben über Träume gesprochen – über das Geheimnis, das sie umgibt, und die Fragen, mit denen wir zwischen der Welt des Schlafs und dem Wachzustand konfrontiert werden.

Wachst du auch manchmal mit einem Traum auf, der sich hartnäckig in deinem Kopf festgesetzt hat und dessen Bilder und Empfindungen noch tage- oder sogar wochenlang in dir nachwirken? Vielleicht bist du in solchen Träumen sogar schon auf Situationen oder Menschen gestoßen, die du aus deinem Wachleben nicht kennst. Was bewegt dich, wenn die lebhaften Eindrücke eines Traums sich wie eine Vorahnung anfühlen und du dir nicht sicher bist, was ein Traumerlebnis bedeutet oder wie du darauf reagieren sollst? Wenn ich von bestimmten Menschen träume, frage ich mich immer, ob sie wohl auch von mir geträumt haben – ob wir uns in dieser traumhaften, surrealen, unergründlichen, zeitlosen und unlogischen Welt des Traums vielleicht aus irgendeinem Grund begegnet sind, den ich nicht verstehe.

In diesem Gedicht taucht Borges in die existenziellen Abgründe der Traumwelt ein und setzt sich mit dem Rätsel des Träumenden und des Geträumten, des Schöpfers und der Schöpfung auseinander. Er stellt sich die tiefgründige Frage: Sind wir lediglich Erfindungen im Traum einer Gottheit, oder ist unser sogenannter Wachzustand einfach nur die Fortsetzung der großen Erzählung, die von einem kosmischen Träumer gesponnen wurde? Atme tief ein und aus und lass dieses Gedicht auf dich wirken, während seine Geheimnisse sich langsam vor deinen Augen entwirren.

Warum ist es so traurig, im Morgengrauen wach zu sein?
Dieses Wachsein entreißt uns ein so seltsames, tiefes Geschenk,
An das man sich nur im Halbschlaf erinnern kann,
Augenblicke der Schläfrigkeit, die den wachen Geist
Mit Träumen vergolden und schmücken …

Jorge Luis Borges

Im faszinierenden Prolog zu seinem großartigen Buch *Übung der Nacht. Tibetische Meditationen in Schlaf und Traum* schreibt der tibetische Lehrer Tenzin Wangyal Rinpoche: »Wir verbringen ein Drittel unseres Lebens im Schlaf. Egal was wir tun – ob unsere Handlungen tugendhaft sind oder nicht, ob wir Heilige oder Mörder, Mönche oder Wüstlinge sind – jeder Tag endet auf die gleiche Weise. Wir schließen unsere Augen und gehen in der Dunkelheit auf. Und wir tun das ohne jede Angst, obwohl dabei alles, was wir als unser ›Ich‹ kennen, verschwindet.«

So begeben wir uns auf diese außerkörperlichen Reisen in die

Grenzenlosigkeit der Astralwelt – eine Welt voller Geschichten, die uns in Form von Bildern erscheinen. Manche dieser Bilder sind so greifbar, dass wir im Schlaf buchstäblich »wach« sind, andere dagegen eher verschwommen, aber stets faszinierend. Deshalb lädt dich dieses Buch immer wieder zu dem Wagnis ein, über dich selbst hinauszuwachsen und dich weiterzuentwickeln, indem du einen Initiationsweg als Priesterin deiner Träume einschlägst.

In diesem Kapitel werde ich dir eine Fülle von Daten, Informationen und praktischen Erfahrungen vermitteln und dich auf eine magische Reise begleiten, die ein neues Bewusstsein in dir erwecken wird. Du wirst dabei konkrete, deutlich spürbare körperliche, geistige und emotionale Veränderungen durchmachen, vor allem in deiner Beziehung zu dir selbst und anderen Menschen und in deiner Wahrnehmung der Welt. Außerdem wirst du ein unerschütterliches Vertrauen in deine Fähigkeit entwickeln, mit mentalem Lärm und Chaos umzugehen und dich von alten, teilweise noch von deinen Vorfahren überkommenen Denk- und Verhaltensmustern des Leidens zu befreien.

☆ RITUAL 29: MNEMOTECHNIK

1. Bevor du einschläfst, entspanne dich in deinem Bett. Konzentriere dich auf einen Traum, den du in letzter Zeit hattest, und rufe ihn dir ins Gedächtnis zurück mit der Absicht, ihn genau an der Stelle weiterzuträumen, wo du beim letzten Mal aufgehört hast. Wenn du diesen Traum schriftlich festgehalten hast, dann schau dir deine Notizen dazu jetzt noch einmal an: Sie werden dir helfen, dich kurz vor dem Einschlafen an den Punkt zu erinnern, an dem der Traum beim letzten Mal endete. Das führt zur Entstehung eines luziden Traums.
2. Es ist wichtig, bei dieser Erinnerung ein ganz bestimmtes Traumelement zu identifizieren: irgendetwas Surreales, das dir klar-

macht, dass es sich dabei um einen Traum handelt – ein sogenanntes *Traumzeichen*. Konzentriere dich dabei auf irgendetwas Bizarres, das nur in der Traumwelt passieren kann und im Wachzustand nicht möglich wäre. Zum Beispiel: fliegen, mit verstorbenen Menschen sprechen, Menschen, die sich in Tiere verwandeln oder umgekehrt.

3. Rufe dir den Traum in Erinnerung zurück. Konzentriere dich auf das Traumzeichen, behalte es im Gedächtnis und wiederhole vor dem Einschlafen dreimal laut den Satz: »Ich werde mich daran erinnern, dass ich träume; ich werde mich daran erinnern, dass ich träume; ich werde mich daran erinnern, dass ich träume.«
4. Visualisiere, wie du deine Traumerinnerung in einen luziden Traum verwandelst. Mit anderen Worten: Stell dir vor, dass dir bewusst ist, dass du dich in einem Traum befindest – dass du der Traum und gleichzeitig auch die träumende Person bist.
5. Sobald du mit dieser Übung fertig bist, schließt du die Augen und gibst dich dem Schlaf hin. Tu das im festen Vertrauen darauf, dass du die gewünschte Traumerfahrung machen wirst.

Wozu dieses Ritual dient und wie man es ausführt

Mnemotechnik – eine Strategie zur Verbesserung des Gedächtnisses, die bei Prüfungen und Tests häufig eingesetzt wird – hilft dir dabei, dir alles einzuprägen, was du möchtest. In diesem Fall nutzt du dieses Hilfsmittel, damit es dir leichter fällt, bewusst einen luziden Traum zu erzeugen und die Informationen, die das Traumgeschehen dir liefert, näher zu erforschen. Indem du dir beim Einschlafen immer wieder vornimmst, während des Traums zu erkennen, dass du träumst, stimmst du dein Gedächtnis auf das Phänomen des Klarträumens ein, das du in der kommenden Nacht erleben wirst. Genau wie es in den Schritt-für-Schritt-Anleitungen des Rituals erklärt wird, musst du dir darüber klar werden, dass du dich in einem Traum befindest, indem du als Anhaltspunkt dafür Elemente nutzt, die nur im Traumzustand vorkommen können – zum Beispiel unwirkliche Situationen, unbeschreibliche Orte, Begegnungen mit Geschöpfen, die nicht existieren, oder übernatürliche Dinge.

Sobald du den Traum anhand seiner traumähnlichen Eigenschaften erkannt hast, aktivierst du deine Absicht, die Traumhandlung fortzusetzen. Mitten in der Traumsituation »wachst du auf, ohne aufzuwachen«, und dadurch wird dir bewusst, dass du träumst. Sobald du das geschafft hast, kannst du Fragen stellen, Erkundigungen einziehen, mit Traumfiguren sprechen, die Informationen und Botschaften für dich haben, den Verlauf des Traumgeschehens verändern und den Traum als Orakel für etwas nutzen, das du erreichen willst.

Geduld und Selbstmitgefühl spielen bei dieser Praxis eine wichtige Rolle, denn es kann mehrere Monate dauern, bis dir das luzide Träumen gelingt. Je nach deiner emotionalen und körperlichen Verfassung kann es aber auch viel schneller gehen. Der Schlüssel zum Erfolg besteht darin, dich diesem Gebiet mit viel Neugier und möglichst wenig Angst zu nähern, damit du den Weg, den es dir bietet, genau erforschen kannst. Gehe voller Wissbegier an die Welt des luziden Träumens heran, um zu sehen, was passiert, was sich daraus ergibt und was für ein Verständnis du aus deinen Traumerlebnissen gewinnst.

☆ RITUAL 30: DEIN RECHTES NASENLOCH REINIGEN

1. Lege dich so hin, dass du mit der linken Seite deines Kopfes auf dem Kissen zu liegen kommst, um dein rechtes Nasenloch zu reinigen.
2. Während dein linker Nasenflügel das Kissen berührt, legst du die linke Hand an deine rechte Wange und übst damit leichten Druck auf deinen Kopf aus, um sicherzustellen, dass das linke Nasenloch verschlossen bleibt.

3. Winkle deine Beine so an, dass du eine Fötusstellung einnimmst, damit dein Körper sich in einer ausgewogenen Position befindet. Liege entspannt auf deiner linken Hüfte und atme ganz ruhig und gleichmäßig weiter (ohne Geräusche beim Ein- und Ausatmen zu machen).
4. Richte deine Aufmerksamkeit auf deine Kehle (dein Kommunikationschakra) und stelle dir in diesem Bereich eine geöffnete, duftende Lotosblume vor.
5. Beginne, dich in dieser Körperhaltung zu entspannen und deinen Herzschlag zu spüren. Wiederhole den Satz: »Ich werde mich daran erinnern, dass ich träume« so lange, bis du das Gefühl hast, in einen tiefen Schlaf zu fallen.

Wozu dieses Ritual dient und wie man es ausführt

Diese aus dem tibetischen Buddhismus stammende Praxis bezeichnet man als »Traum-Yoga« – eine Kombination aus verschiedenen Körperhaltungen, Atemtechniken und Visualisierung, die man als nächtliche Meditation während des Schlafs praktiziert mit dem Ziel, tiefe Bewusstseinszustände zu aktivieren und seinen Fokus vom Körper auf den Geist zu verlagern. Sie versetzt dich in eine beobachtende Haltung hinein und hilft dir dabei, dich mit dem Wesen deines Geistes vertraut zu machen. Im Rahmen dieses Rituals wirst du die unendlich vielen Möglichkeiten kennenlernen, die in den von deinem Körper erzeugten Visionen liegen und sich nun der Reihe nach entfalten: Zuerst lernst du, dich an deine Träume zu erinnern, entwickelst als Nächstes die Fähigkeit, innerhalb deiner Träume zu erwachen, und trainierst deinen Geist dann im Traumzustand. Zum Schluss überträgst du all das auf dein Wachleben, in dem du dich von nun an in einem erhöhten, über das Alltägliche hinausgehenden Bewusstseinszustand befinden wirst.

Um dieses ganz besondere Ritual und seine tiefe spirituelle Bedeutung zu verstehen, ist es wichtig zu wissen, dass aus Sicht des tibetischen Buddhismus jedes Nasenloch einen Energiekanal beherbergt, der mit den beiden Gehirnhälften in Verbindung steht und von Geschlecht zu Geschlecht unterschiedlich ist. Bei Frauen ist das linke Nasenloch weiß und steht mit tieferen und intimeren Emotionen in Verbindung; das rechte Nasenloch ist rot und steht mit umfassenden Weisheitsenergien in Zusammenhang, während der in der Mitte liegende Energiekanal blau ist und ein Gleichgewicht zwischen diesen beiden Bereichen schafft. Im buddhistischen System des Traum-Yoga dagegen erfüllen diese Kanäle (wiederum in Abhängigkeit vom Geschlecht) jeweils die umgekehrte Funktion; demnach steht bei Männern der weiße Kanal mit umfassender Weisheit und der rote mit intimen Emotionen in Zusammenhang, weshalb man uns Frauen empfiehlt, auf der linken Seite zu schlafen, während Männer auf der rechten Seite schlafen sollten.

Beide Nasenlöcher müssen richtig funktionieren, um einen ausgeglichenen Hormonhaushalt und positive emotionale Zustände zu erzeugen und bestimmte Aspekte unserer spirituellen Entwicklung zu fördern. Je nachdem, wie wir atmen – welches Nasenloch aktiver ist und wie wir Luft in unseren Körper ein- und ausströmen lassen –, werden wir sowohl in der Traumwelt als auch im Wachzustand zu einem tieferen Verständnis gelangen und uns weiterentwickeln.

In der tibetisch-buddhistischen Praxis des Traum-Yoga ist bei Frauen das linke Nasenloch dasjenige, das mehr Negativität transportiert; daher sollten wir nachts auf der linken Seite schlafen, damit der rechte (rote) Kanal die Reinigung unseres physischen, emotionalen und mentalen Körpers übernehmen kann, während der blaue, in der Mitte liegende Kanal der Nicht-Dualität die Gegensätze des linken und rechten Kanals zu einem idealen Mittelweg der Ruhe und Einheit zusammenführt.

Dieses Ritual betont aus einem sehr wichtigen Grund, dass du auf der linken Seite schlafen solltest: Dein *prana* (deine Lebenskraft) muss – geleitet von deinem Atem – ungehindert fließen können, damit deine Nachtruhe ein sauberes, perfektes Fundament für deine Vorhaben und Bestrebungen bei Tage bildet. Während du träumst, erzeugt dein Gehirn eine Welt aus Bildern und Bewegungen; und genau diese Aktivität nährt deinen Atem. Dieses dynamische Zusammenspiel zwischen *prana* und Atem ist der Grund, warum Körperhaltung und Atemtechnik für das Erreichen luzider Träume so wichtig sind: Wenn der Schlaf durch die Kraft des *prana* angetrieben wird, verliert er seine statische Qualität.

Praktiziere dieses Ritual mindestens einmal pro Woche. Dadurch gewöhnen sich dein Körper und dein Unterbewusstsein daran, deine Kanäle richtig zu reinigen, und unterstützen dich in deinem Bemühen um luzide Träume. Die Zellen deines Körpers sind Elektrizitätsleiter: Sie sammeln, übertragen und speichern Energie, die sich in deinem ganzen Körper ausbreitet. Wenn diese Energie durch deine Knochen mit ihren Eisenspeichern hindurchfließt, erzeugt sie einen starken Magnetismus, wodurch du zum Mutterschiff wirst, das den Äther mit Mutter Erde verbindet.

Genieße diesen Prozess in vollen Zügen, während du deine richtige Körperposition findest und dich dem Vergnügen hingibst, ganz alleine zu fliegen!

☆ RITUAL 31: ALLER GUTEN DINGE SIND NEUN[1]

1. Setze dich mit geradem Rücken auf dein Bett und achte darauf, dass dabei keine unnötige Spannung in deiner Wirbelsäule entsteht (Hände entspannt, Schultern von den Ohren weg, Arme leicht vom Körper entfernt). Atme durch die Nase ein und aus. Denke daran, auch deinen Mund locker und entspannt zu halten

1 Eine Variante des Rituals 50 aus meinem Buch *Enciende tu corazón*.

und deine Zunge an die Stelle des Gaumens zu legen, wo deine Vorderzähne beginnen. Atme zwei- oder dreimal bewusst durch und beginne dann mit dieser Übung.

2. Verschließe dein linkes Nasenloch mit dem Zeigefinger der rechten Hand und atme durch das rechte Nasenloch ein.
3. Nun verschließt du dein rechtes Nasenloch und atmest durch das linke aus, wobei du dir vorstellst, dass die ganze Wut, die sich in dir angestaut hat, aus deinem Körper herausfließt.
4. Wiederhole das noch zweimal und stell dir den inneren Reinigungsprozess vor, den du dabei durchläufst: Es gibt jetzt keine Wut, keinen Groll und keine Gereiztheit mehr in deinem System.
5. Nun kehrst du die Reihenfolge um: Verschließe zuerst das rechte Nasenloch und atme durch das linke ein.
6. Dann verschließt du dein linkes Nasenloch und atmest durch das rechte Nasenloch aus, während du dir vorstellst, wie alle deine Anhaftungen aus dir herausfließen: Habgier, Maßlosigkeit und Geiz.
7. Wiederhole das noch zweimal. Zähle bei jedem Ausatmen alles auf, was du erleiden musst, wenn du dich an Dinge und Menschen, Situationen und Erinnerungen klammerst – an den übertriebenen Wunsch, alles zu behalten und zu besitzen, statt loszulassen und dich von deinen Anhaftungen zu befreien.
8. Nun atmest du durch beide Nasenlöcher gleichzeitig ein und visualisierst beim Ausatmen, wie du deine ganze Unwissenheit und Verwirrung loslässt. Stell dir vor, dass deine Gedanken klarer werden, dass du bei deinen Entscheidungen auf die Intelligenz deines Herzens hörst und ganz klar vor dir siehst, wie deine Gegenwart und deine Zukunft aussehen sollen.
9. Wiederhole das noch zweimal und sage, während du durch beide Nasenlöcher gleichzeitig ein- und ausatmest: »Ich bin bereit loszulassen, was ich nicht brauche; ich bin bereit, von Sekunde zu

Sekunde immer wieder neu geboren zu werden. In meinem luziden Traum werde ich das finden, wonach ich suche. Ich atme und gebe mich ganz meiner nächtlichen spirituellen Auszeit hin.«

Wozu dieses Ritual dient und wie man es ausführt

Dieses Atemritual wirkt wie ein kraftvoller Ausgleich, der deine Emotionen ins Gleichgewicht bringt und dich von allem befreit, was dir – sowohl in mentaler als auch in körperlicher Hinsicht – nicht mehr guttut. Es reinigt die feinstofflichen Energiekanäle deines Körpers und bietet dir die Möglichkeit, negative Eigenschaften und Gefühle wie Egoismus, Wut und Klammern loszulassen. Bei jedem Ausatmen streifst du Emotionen wie Habgier, Mitleidlosigkeit und Verwirrung bewusst von dir ab. Dieser Prozess führt zu einer Selbstfindung, die sich bis in dein tiefstes Inneres hinein erstreckt – frei von Schamgefühlen oder Werturteilen. Im Schutz deines Betts, bereit für luzide Träume, erlebst du eine vollständige Erneuerung von Körper und Geist.

Die Emotionen, von denen dieses Ritual dich reinigt, sind aber leider sehr clever und nicht so leicht greifbar: Sie verschmelzen nahtlos mit Gefühlen wie Traurigkeit oder Euphorie und sind so tief in deiner Existenz verwurzelt, dass sie bis zum letzten Atemzug darum kämpfen werden, ein Teil deines Lebens zu bleiben.

Während dieses Rituals wirst du den Widerstand deiner Wut, die Willenskraft deiner Habgier und den Würgegriff deiner Unwissenheit und Verwirrung deutlich spüren. Aber du bist nun darauf vorbereitet und weißt, was du tun musst, um diese negativen Schwingungen dahinschwinden zu lassen und Platz für neue Dinge, frische Ideen und abstrakte Konzepte zu schaffen, die dir zuvor unerreichbar schienen. In den neun Runden dieses Rituals wirst du all diese negativen Dinge überwinden.

Das Schöne an diesem Ritual ist seine Flexibilität; du kannst es an jedem Punkt deiner abendlichen Vorbereitung aufs Zubettgehen machen. Mit ein bisschen Übung wirst du die Luft, die in das gewünschte Nasenloch ein- und ausströmt, sogar spüren, ohne das andere Nasenloch zu verschließen, und das Rot und Weiß sowie das Blau der Vereinigung des in der Mitte liegenden Kanals wahrnehmen.

Diese Praxis schafft Raum dafür, dass egoistische Perspektiven verschwinden und altruistische Gedanken aufblühen können. Mit ihrer Hilfe kannst du alles loslassen, was dir nicht mehr guttut, und Platz für die Entstehung von Klarträumen schaffen, die ohne diesen inneren Reinigungsprozess viel länger brauchen würden, um sich zu manifestieren.

Dieses Ritual ist eine ganz hervorragende Strategie, mit der man sich ohne Drama von Dingen lösen kann, die einem nicht mehr guttun. Es ist das wahre »Loslassen«, das einen nicht zum Opfer macht und keine Klagen oder Beschwerden, sondern nur ein Gefühl tiefer, vollkommener Freiheit mit sich bringt. Danach wirst du das Gefühl haben, dich einer gründlichen inneren Reinigung unterzogen und stagnierende oder festgefahrene Elemente, Situationen und Emotionen, die du vorher unter den Teppich gekehrt hattest, beseitigt zu haben. Du lässt dein Unterbewusstsein – die enorme Intelligenz, die unter der Oberfläche liegt – frei fließen und lässt dich davon in die weite Welt der Träume führen, gereinigt und makellos. So wie du vor dem Schlafengehen badest, ist dieses Ritual deine innere Dusche.

☆ RITUAL 32: FRÜH AUFWACHEN

1. Steige in dein magisches Bett und stell deinen Wecker so, dass er ungefähr zwei Stunden vor deiner üblichen Weckzeit klingelt. Wenn du also zum Beispiel normalerweise um sieben Uhr aufwachst, stellst du deinen Wecker jetzt auf fünf Uhr.
2. Atme nach dem Aufwachen ein paarmal tief durch und setze dich im Bett auf, mit der Absicht, eine möglichst eindeutige

Klartraumerfahrung zu machen. Das Aufsetzen hilft dir, einen Zustand höherer Wachheit zu erreichen. Bleibe ein bis zwei Minuten lang so sitzen.

3. Aktiviere nun bewusst deine Absicht, im Traum aufzuwachen, nutze dafür die frühen Morgenstunden und wiederhole deinen Vorsatz: »Ich werde mich daran erinnern, dass ich träume.«
4. Bevor du wieder einschläfst, denke daran, deinen Wecker auf deine übliche Weckzeit zurückzustellen. Lege dich wieder auf die linke Seite, damit dein rechtes Nasenloch frei bleibt.
5. Schlafe nach dieser absichtlichen Unterbrechung wieder ein. Nach dem Aufwachen schreibst du dir alle Elemente deiner Träume auf, an die du dich noch erinnern kannst.

Wozu dieses Ritual dient und wie man es ausführt

Klarträume treten durchweg während der auch als »paradoxer Schlaf« bezeichneten REM-Schlafphase auf, wenn das Gehirn aktiv ist und die Muskeln entspannt sind (siehe meine Beschreibung der fünf Schlafphasen auf Seite 30). Jede dieser Schlafphasen steht in direktem Zusammenhang mit der Gehirnaktivität – sogar auf noch dynamischere Weise als im Wachzustand. Dieser komplexe Tanz zwischen den Gehirnwellen ist der Schlüssel zu unserer Traumwelt.

Beta- und Alphawellen treten im Wachzustand, die Theta- und Deltawellen während des Schlafs auf. Beim Übergang von Beta- zu Alpha-Gehirnwellen gelangst du in einen Zustand kurz vor dem Einschlafen, den man als *Hypnagogie* bezeichnet. In diesem Zustand beginnst du einzuschlafen; dir ist dabei aber immer noch bewusst, dass du in einen anderen Zustand hinüberdämmerst – einen Zwischenzustand, den wir oft als *Halbschlaf* bezeichnen. Dieses Übergangsstadium hat manchmal Ähnlichkeit mit dem, was während einer tiefen Meditation passiert, bei der die Grenzen zwischen Schlaf und Wachsein verwischen und wir unerforschtes Terrain – einen fließenden Zustand zwischen Bewusstsein und Unterbewusstsein – betreten. Denke daran, dass die erste Schlafphase fünf bis zehn Minuten dauert. Gegen Ende dieser Phase gehen die Alpha-Gehirnwellen in Thetawellen über, und wir treten in die zweite Schlafphase ein, in der wir etwas tiefer schlafen, langsamer atmen und auch unsere Herzfrequenz und Körpertemperatur absinken.

Wenn wir in die Schlafphasen drei und vier eintreten, verlangsamen unsere Gehirnwellen sich noch mehr. Jetzt treten Deltawellen auf, und wir verfallen in die Phase des Tiefschlafs, in der unser Körper sich erholt, Gewebe repariert wird, Wachstumshormone produziert werden und ein Heilungsprozess auf zellulärer Ebene stattfindet. Rund 30 Minuten lang bleiben Körper und Gehirn in dieser Phase, bevor du in den REM-Schlaf hinübergleitest. (Möglicherweise verspürst du vor dem Eintritt in den REM-Schlaf das Gefühl, wieder in der zweiten Phase – dem Halbschlaf – zu sein.) Jetzt kehrt das Gehirn zu einem hohen Aktivitätsniveau zurück, das fast schon den Frequenzen bei Tage entspricht. Zu diesem Zeitpunkt werden Atem- und Herzfrequenz schneller, während deine Muskeln vollständig gelähmt sind. Die Aktivität in diesem Zustand ist so intensiv, dass dein Körper während des REM-Schlafs mehr Sauerstoff verbraucht als im Wachzustand. Dieser aus fünf verschiedenen Schlafphasen bestehende Zyklus wiederholt sich vier- bis fünfmal pro Nacht; ein Zyklus dauert ungefähr 90 Minuten.

Während dieser Zyklen gibt es Augenblicke (bis zu 15-mal pro Nacht), in denen du aufwachst, ohne es zu merken; das passiert zum Beispiel, wenn du dich bewegst, deine Position veränderst oder strampelst. Alle wissenschaftlichen Untersuchungen zum Thema Schlaf bestätigen, dass man den REM-Zustand öfter und länger in der zweiten Nachthälfte erreicht; wenn du also freiwillig zwei Stunden früher aufwachst als sonst, bereitest du dein Gehirn damit auf eine höhere Qualität und Quantität luzider Träume vor.

Ungefähr eine Stunde vor dem Aufwachen intensivieren sich die REM-Schlafphasen; das ist also gewissermaßen deine »Traum-Primetime«. Es wird empfohlen, dieses Ritual genauso durchzuführen wie beschrieben: Nutze die ersten Schlafstunden zur Erholung und Ruhe und die letzten Stunden für die Magie des luziden Träumens. Je mehr dir diese Dynamik und Routine in Fleisch und Blut übergeht, umso stärker werden die Botschaften, Antworten und Signale sein, die deine Träume dir liefern.

☆ RITUAL 33: LUZIDE MEDITATION

1. Setze dich auf dein Bett. Suche dir einen Platz in der Mitte des Betts, auf dem zentralen Meridian, um die Energie, die aus dem Osten und Westen kommt, zu gleichen Teilen empfangen zu können. Atme bewusst. Lege die Fingerspitzen beider Hände auf deine Stirn und sprich leise die Silbe »AUM« aus, während du dir vorstellst, wie die Farbe Violett deinen ganzen Kopf bedeckt. Spüre die Schwingung, die sich von deiner Stirn aus in deinem ganzen Körper ausbreitet, und zieh den Buchstaben »M« am Ende der Silbe in die Länge: »AUMMMMMMMMMMMM«.
2. Wende dich nun deinem Halsbereich zu, lass deine Finger dort ruhen und sprich die Silbe »HA« aus. Visualisiere dabei, wie die Farbe Blau deinen ganzen Hals und Nacken bedeckt. Die Vibration, die hier entsteht, kannst du in deinem gesamten Rücken bis in die Hinterseiten deiner Beine hinein spüren.
3. Berühre nun mit beiden Händen dein Herz, sprich die Silbe »HUM« aus und visualisiere, wie deine Herzgegend und der umliegende Bereich grün sind. Das ist dein Herzzentrum, das mit emotionaler Intelligenz aufgeladen ist; also stell dir während dieses Teils des Rituals vor, wie dein Herz sich ausdehnt und wächst.
4. Sobald du dich mit den drei Lauten vertraut gemacht hast, wiederhole sie so, dass sie in deinem ganzen Körper auf harmonische

Weise nachklingen. Praktiziere dieses Ritual siebenmal, bevor du dich in deinem Bett auf die linke Seite legst, damit deine rechte Nasenöffnung frei ist und du in den tiefsten Schlafzustand eintreten kannst, während diese drei Frequenzen weiterhin durch die Mitochondrien deiner Zellen vibrieren.

Wozu dieses Ritual dient und wie man es ausführt

Bei der luziden Meditation geht es darum, drei wichtige Punkte miteinander ins Gleichgewicht zu bringen; und sie kommen immer dann ins Gleichgewicht, wenn du Träume erzeugst, die auf einer hohen Frequenz schwingen. Denke daran, dass Schlaf und Wachzustand total voneinander abhängig sind. Wenn du also die Qualität deiner nächtlichen Erfahrungen verbesserst, wird sich auch dein Tag unweigerlich zum Positiven hin verändern.

Im ersten Schritt dieses Rituals bringen die Silbe »AUM« und die Farbe Violett, die du aussprichst beziehungsweise visualisierst, während du deine Stirn berührst, mentale Eisberge zum Schmelzen oder eine Mauer aus stagnierenden Ideen, die vorher unmöglich zu durchbrechen schien, zum Einstürzen. Indem du diesen Klang erzeugst und ihn mit der dazugehörigen Farbe verbindest, freundest du dich mit deiner Kraft und deiner Fähigkeit an, die starren, festgefahrenen Strukturen zu zerstören, die dich in deiner Entwicklung behindern. Das ist ganz einfach: Du brauchst dazu nur deine Stirn zu berühren – den Sitz deines präfrontalen Kortex, der für gesundes Urteilsvermögen, logisches Denken und die Fähigkeit zuständig ist, gewaltfreie Entscheidungen zu treffen.

Beim zweiten Schritt des Rituals – wenn du tief in deiner Kehle die Silbe »HA« wiederholst und diesen Klang in Gedanken mit einem intensiven Blau assoziierst – spürst du die Schwingung deiner Stimmbänder. Du spürst, wie deine Kehle deine Stimme und deine Worte befeuchtet und dich dadurch für eine neue Art der

Kommunikation öffnet – frei von Regeln und erlernten Strukturen. Deine schönen Worte – beweglich, lebendig, voller Mitgefühl mit dir selbst und anderen – und die Poesie deiner Verben – die deine Existenz formen und dich für eine echte innere Verwandlung und Alchemie öffnen – führen dich schließlich in den Bereich deines Herzens hinein, wo du »HUM« sagst.

Das ist das Herzzentrum, das in einem Zustand der Entschlossenheit und Verjüngung im Rhythmus dieses Klangs und der mit ihm assoziierten grünen Farbe pulsiert. In diesem Bereich befreist du dich von Vorurteilen, öffnest dich für Liebe und Mitgefühl und erweiterst das elektromagnetische Feld deines Herzens, um in ein neues Narrativ hineinzuwachsen, das die Frequenz deiner Begegnung mit dir selbst in allen Dimensionen umfasst – vom ganz persönlichen Reich deines Betts bis hin zum Universum.

Diese drei Punkte entsprechen deinem Geist, deiner Sprache und deinem Körper; daher ist es deine Pflicht und Verantwortung, sie lebendig zu erhalten und ihre Kraft zu bewahren. Achte einmal darauf, dass die Informationen aus deinen luziden Träumen viel besser fließen, wenn du eine Kohärenz zwischen diesen drei Körperregionen herbeiführst!

Wenn du mit Luzidität arbeitest und tagsüber genau beobachtest, was in deinem Geist abläuft, überträgt sich dieser Fokus automatisch auch auf deine nächtlichen Träume. Alles ist miteinander verflochten: Indem du deine Erfahrungen tagsüber und nachts bewusst miteinander verknüpfst, kannst du deine Heilungs- und Wachstumsprozesse auf einer sehr tiefen Ebene unterstützen. In der buddhistischen Praxis des Traum-Yogas erfüllen luzide Träume einen spirituellen und bewusstseinserweiternden Zweck – das geht sogar so weit, dass manche Meister behaupten, ein einziger luzider Traum sei viel mehr wert als sämtliche spirituellen Übungen, die man tagsüber macht.

☆ RITUAL 34: LUZIDES TRÄUMEN NACH DEM APE-PRINZIP

Dieses Ritual solltest du beim Aufwachen durchführen.

- **Aufschreiben:** Schreibe gleich nach dem Aufwachen sämtliche Elemente deines Traums auf, an die du dich noch erinnerst. Versuche, das so schnell wie möglich zu tun, damit die Bilder nicht verblassen. Erstelle eine Erzählung oder Abfolge, in die du das Traumzeichen (siehe Ritual 29 auf Seite 137) – ungewöhnliche oder unlogische Elemente, die nur in Träumen vorkommen – einbaust.
- **Proben:** Stell dir vor, du bist wieder in diesem Traum – diesmal aber im Zustand des Klarträumens. Wiederhole die Visualisierung, als würdest du eine Rolle in einem Theaterstück proben, und zwar so oft, bis du dich selbst in dem Traum ganz klar siehst – was passiert ist, wie deine Umgebung aussah, ob Leute da waren oder nicht und so weiter.
- **Erinnern:** Nutze tagsüber eine mentale Erinnerungshilfe, damit du, wenn du wieder ins Bett gehst und in deinen luziden Traum eintrittst, weißt, dass du träumst und welches Traumzeichen du gewählt hast, als du deine Traumgeschichte aufgeschrieben und geprobt hast.

Wozu dieses Ritual dient und wie man es ausführt

Mit diesem APE-Prinzip erschließt du dir einen Zustand geschärfter Wahrnehmung; du schärfst dein peripheres Sehen und trägst zur Entstehung einer bewussten Verbindung zwischen Herz und Gehirn bei. Wenn du in die Welt des Schlafs eintauchst, wirst du auf Traumzeichen stoßen – lebhafte Ereignisse, die mit hoher Wahrscheinlichkeit die Realität deiner Traumwelt widerspiegeln. Um diese Traumzeichen zu erkennen, sind konsequentes Üben und ein erhöhtes Bewusstsein für ihr potenzielles Auftreten unerlässlich.

Notiere dir deine Träume nach dem Aufwachen so genau wie möglich und unterstreiche Elemente, die für einen Traumzustand besonders typisch sind. Stelle diese Elemente in einer Liste zusammen, die dir als Referenzpunkt für das Erkennen von Traumzeichen während deiner nächsten Nacht dient. Setze konkrete Strategien ein, mit denen du deinen Vorsatz, während des Traums Bewusstsein zu erlangen und einen Zustand der Luzidität aufrechtzuerhalten, in die Praxis umsetzen kannst.

Denke daran, dass Traumzeichen wie eine Art Leuchtfeuer fungieren, die dich in der Traumwelt zu Bewusstsein kommen lassen, gleichzeitig aber auch deine Wahrnehmung verändern, wenn du wach bist. Die Welt um dich herum wird sich verwandeln, die Grenzen der dreidimensionalen Wahrnehmung überschreiten und in ein Terrain grenzenloser Expansion und Kohärenz hineinwachsen.

Bei diesem Ritual solltest du die Universen, die dabei vor deinem inneren Auge erscheinen, und vor allem die vielen Informationen, die du direkt aus der universellen Quelle in deinem eigenen Inneren erhältst, sehr bewusst wahrnehmen. Da dieses Ritual am Übergang von der Nacht zum Tag stattfindet, ist es wichtig, eine morgendliche Übung zur mentalen Hygiene einzubauen, bevor du mit deinem gewohnten Tagesablauf beginnst. Meditiere jeden Tag, um hundertprozentige Klarheit darüber zu gewinnen, was du willst und was deine luziden Träume dir bringen sollen.

☆ RITUAL 35: DEIN FLEXIBLER PALAST

1. Mach ein paar leichte Yogaübungen, Dehnungen oder Posen, die deine Wirbelsäule aktivieren und im Bett problemlos möglich sind: Du kannst zum Beispiel deine Beine nach links oder rechts schwingen, sie heben und an das Kopfteil deines Betts oder an die Wand lehnen, deine Arme strecken und deine Hände schnell öffnen und schließen.

2. Du kannst dich auch in die Yogapose »Katze-Kuh« begeben, indem du auf allen vieren deine Wirbelsäule abwechselnd nach oben krümmst und durchhängen lässt. Beim Durchhängenlassen hebst du den Kopf, und wenn du einen »Katzenbuckel« machst, drückst du ihn an dein Kinn. Es wird auch empfohlen, im Schneidersitz mit auf den Knien liegenden Händen auf dem Bett zu sitzen und mit dem Oberkörper kreisende Bewegungen zu machen. Dabei solltest du darauf achten, deine Brust zu dehnen, wenn du dich nach vorne beugst, und dein Kinn sanft in Richtung Brustkorb zu drücken, wenn du dich nach hinten lehnst. All diese Dehnübungen öffnen Bereiche, in denen sich viele Traumata und Schmerzen konzentrieren, und tragen dazu bei, diese zu lösen.
3. Erinnere dich beim Dehnen an deine typischen Traumelemente – also die Traumzeichen – und schau dir, wenn nötig, deine Traumnotizen der vergangenen Tage an. Dadurch beginnt sich dein Gehirn mit Bildern zu beschäftigen, die es dir erleichtern werden, beim Einschlafen ungehindert auf deine Träume zuzugreifen.
4. Konzentriere dich auf den Kanal in deiner Wirbelsäule. Stell dir deine Wirbel wie biegsame, elastische Goldmünzen vor, die übereinandergestapelt sind. Dieser Schatz aktiviert neue neuronale Netzwerke und eröffnet dir leuchtende Wege, auf denen Ideen in deinem Geist fließen und wachsen können, während du dir gleichzeitig der Bewegung von Leben und Energie und des Fließens deiner Gehirn-Rückenmarks-Flüssigkeit bewusst bist. Das ist der Motor für einen Verjüngungsprozess und für eine lebendige Präsenz, die deinen flexiblen Palast mit Anmut und Reichtum erfüllt.
5. Sobald deine Wirbelsäule entspannt und geschmeidig ist, legst du dich hin und lässt dich auf den Prozess des Einschlafens ein. Tue das voller Zuversicht und Gelassenheit in dem Wissen, dass deine heiligen Räume geölt und aktiviert sind und deine Systeme sich in vollkommenem Gleichgewicht befinden.

Wozu dieses Ritual dient und wie man es ausführt

Deine Wirbelsäule ist ein Wunderwerk – eine stumme Stütze. Sie ermöglicht dir Bewegung und Empfindung und leitet die Gehirn-Rückenmarks-Flüssigkeit, die mühelos durch sie hindurchfließt und dein Gehirn und Rückenmark schützt. Diese Substanz, die viel Glukose, Vitamine, Hormone, Aminosäuren, Nukleinsäuren, Elektrolyte und weiße Blutkörperchen enthält, sorgt dafür, dass dein ganzes zentrales Nervensystem immer gut mit Sauerstoff versorgt und ernährt wird. Sie verdient es, von dir wahrgenommen und geehrt zu werden, weil sie nicht nur bei deinem Prozess des luziden Träumens, sondern vor allem auch für die Kraft eine wichtige Rolle spielt, die du gewinnst, wenn du dich mit ihr als Werkzeug vertraut machst, während du allein schläfst.

Durch die Bewegungen deiner Wirbelsäule entsteht eine Autobahn, die dafür sorgt, dass diese Flüssigkeit ihre verschiedenen Funktionen reibungslos erfüllen kann: Sie versorgt das zentrale Nervensystem mit Nährstoffen, transportiert Sauerstoff zu den Zellen in deinem Gehirn und Rückenmark und erhält den Hirndruck aufrecht, damit Gehirn und Rückenmark nicht geschädigt werden. Außerdem spielt sie eine sehr wichtige Rolle bei der Homöostase, fungiert als Stoßdämpfer und schützt das Gehirn vor seinem eigenen Gewicht. Und die Gehirn-Rückenmarks-Flüssigkeit besitzt auch ein starkes Immunsystem, das vor Infektionen schützt und als eine Art Kurier fungiert – sie transportiert wichtige Hormone, die dafür sorgen, dass das ganze neurologische Netzwerk einwandfrei funktioniert.

Lass dich auf die Wunder deines Körpers ein, um Klarträume zu erzeugen. Der beste Weg dazu besteht darin, ein tieferes Verständnis für die inneren Abläufe deines Organismus zu entwickeln. Denn wenn du deinem Gehirn die richtigen Informationen über deinen Körper lieferst, wird es so reagieren, wie du möchtest. Wenn du dir deiner Wirbelsäule und ihrer erstaunlichen Anpassungsfähigkeit bewusst bist, wirst du automatisch bedeutsamere, ergiebigere Träume erleben, die dir viele neue Erkenntnisse und Antworten auf deine drängendsten Fragen liefern.

Dazu musst du dir vorstellen, einen flexiblen Palast zu erschaffen – so ähnlich wie beim Bau deines Traumhauses. Baue sorgfältig alle Details und Objekte, die dich ansprechen, in diesen Palast ein und schmücke ihn mit Farben und Dekorationen, die dein Herz höher schlagen lassen in dem Wissen, dass die Verantwortung für die Instandhaltung dieses Palasts ganz allein auf deinen Schultern ruht.

Aktiviere deine Wirbelsäule, lass Perspektive und Intuition nahtlos durch alle Wirbel hindurchfließen und gib dich in unerschütterlichem Vertrauen und innerem Strahlen dem Schlaf hin, um mitzuerleben, wie diese wundersame Erfahrung sich vor deinen Augen entfaltet.

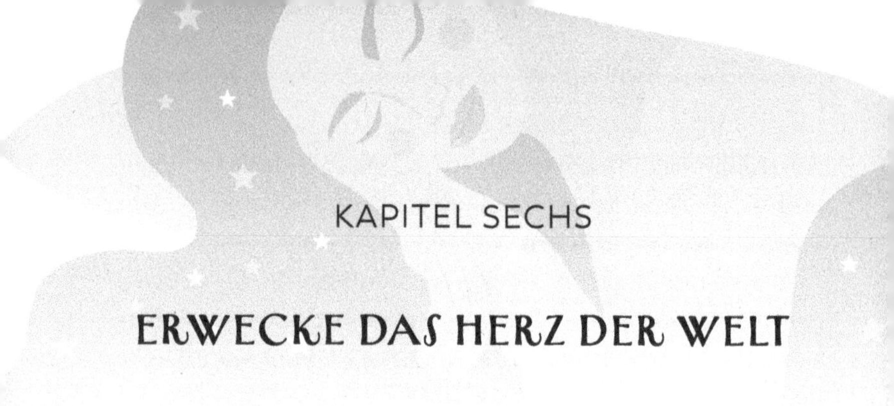

KAPITEL SECHS

ERWECKE DAS HERZ DER WELT

Stell dir nun einmal vor, welche Kraft dem Gehirn in deinem Herzen innewohnt, wenn du alleine schläfst – wenn deine Nachtruhe frei von sensorischen Störfaktoren ist und du dabei in aller Ruhe spielen, forschen, erkunden und einfach nur neugierig sein kannst: Dann kannst du alles erreichen, was du willst. Vorbei sind die Zeiten, in denen du dich verstellen oder schüchtern sein musstest; jetzt ist es an der Zeit, dir bei deiner emotionalen und körperlichen Entdeckungsreise keine Grenzen mehr aufzuerlegen. Du bist bereits ein wandelndes Manifest – eine Frau, deren Dasein ständig im Fluss ist und die alles mit scharfem Verstand und verzaubertem Herzen wahrnimmt. Emotionen senden Signale vom Zentrum deiner Brust zum elektromagnetischen Feld deines Herzens – ein Feld, das bis zu sechsmal größer ist als das des Gehirns und nachts eine außergewöhnliche Klarheit erlangt.

Das Melatonin, das deine Zirbeldrüse genau in der richtigen Menge ausschüttet, bringt deinen Herzschlag und deine Gehirnwellen ins Gleichgewicht. Wenn du nachts alleine schläfst (dein Bett also mit niemand anderem teilen musst), erweitert sich dein körperlicher und emotionaler Horizont, und du gewinnst sehr viel tiefere Erkenntnisse.

Dein Herzschlag ist ein Kanal, der Botschaften an all deine Zellen sendet. Du kannst diesem Kanal Emotionen wie Liebe, Mitgefühl, Dankbarkeit und Wertschätzung einprogrammieren, die auf einer hohen Frequenz schwingen. Dadurch regulierst du die Aktivität deines sympathischen Nervensystems und steigerst die Aktivität des parasympathischen Nervensystems. (Das sympathische Nervensystem ist dein Gaspedal, und das parasympathische Nervensystem ist deine Bremse.)

Denke daran, dass dein Herz kein Metronom ist, sondern genau das Gegenteil. Sein Rhythmus und seine Variabilität (die man in der medizinischen Fachsprache als Herzfrequenzvariabilität bezeichnet) verändern sich, je nachdem, was du gerade denkst und fühlst und wie du gerade atmest.

Variabilität gibt es sogar im Schlaf; sie wird vom autonomen Nervensystem reguliert. Wenn dieses Nervensystem sich nicht im Gleichgewicht befindet, schlägt dein Herz unregelmäßig, deine Gehirnwellen sind verändert, und deine Emotionen schlagen wie chaotische Wellen über dir zusammen. Durch deine Atmung und deine Gedanken und Gefühle entstehen entweder Chaos oder Kohärenz, Verwirrung oder Verschmelzung. Deine luziden Träume und die Kraft deiner nächtlichen Sinnlichkeit schaffen Algorithmen, die entweder enormen Erfolg oder ein mittelmäßiges Leben begünstigen können; diese Optionen stehen dir immer zur Verfügung, sind zum Greifen nah, und niemand kann sie dir wegnehmen. *Du* triffst die Entscheidung; nur du allein bist für dein Leben verantwortlich und formst das Kunstwerk, das du gerne sein möchtest.

Du hast die Macht, etwas an deiner Biologie und deinen genetischen Informationen zu verändern und neue Nervenverbindungen herzustellen, indem du deine Zellen mit bewusster Nahrung füllst und ihnen ein neues Umfeld bietest. Befreie dich von Aussagen und Vereinbarungen, die dich dazu zwingen, »Krankheiten zu erben«, und dich dazu verdammen, Lebensgeschichten voller Leid und Dramatik zu wiederholen.

Beobachte das Auf und Ab deiner Gedanken und Ideen und lass sie an dir vorüberziehen, als würdest du eine vereinzelte kleine Wolke am Himmel beobachten. Das ist der Beginn deiner Reise der Selbsterkenntnis und Selbstregulierung. Du kannst dir dieses Geschenk machen, wenn du anfängst, aus dem Herzschlag deines vollen, überfließenden Herzens heraus zu lieben, und dir das neue Wesen offenbarst, das du in der einsamen, göttlichen Nacht erkennen wirst.

KOHÄRENTER HERZSCHLAG

Wie schön ist es, wenn du einen Zusammenhang zwischen deinem Leben und deinen Handlungen, Worten und Gedanken wahrnimmst. Dadurch entsteht eine wunderbare Klarheit der Ideen – jene Gewissheit, die von Vertrauen erfüllt und in allen Aspekten deines Seins konsistent synchronisiert ist.

Im Bereich der Herzkohärenz erreichst du dadurch einen Zustand des Gleichgewichts zwischen Verstand, Herz, Emotionen und Körper, die alle eng miteinander verbunden sind und zusammen mit deinen Mitmenschen, deiner Familie und der Welt um dich herum etwas schaffen. Soziale Kohärenz wird als stabile Gruppe mit harmonisch aufeinander abgestimmten Beziehungen wahrgenommen, in der du deine Energie nutzt, um den kollektiven Zusammenhalt zu optimieren. Ebenso harmonisiert diese soziale Kohärenz deine Emotionen und tiefsten Wünsche mit deinem Glauben daran, dass individuelle Freiheit und Gruppenverantwortung gleichermaßen wichtig sind.

Überall, wo du deine Aufmerksamkeit hinlenkst, setzt du deine Energie ein; und da, wo du deinen Willen und deine Disziplin einsetzt, kannst du alles manifestieren, was du dir wünschst. Dazu musst du dich nur auf deinen Körper fokussieren (wobei du deinem Herzzentrum Priorität einräumen solltest) und dich in einem ruhigen, positiven Zustand selbst hypnotisieren. Fasse zu diesem Zweck einen klaren Vorsatz und atme in die Mitte deines Brustkorbs hinein, bis jedes Ein- und Ausatmen rhythmisch ist und von Emotionen begleitet wird, die auf einer hohen Frequenz schwingen. Dadurch entsteht sofort ein Herzkohärenzeffekt, der dein Gehirn ins Gleichgewicht bringt, sodass die verschiedenen Hirnregionen harmonisch miteinander zusammenarbeiten und ein optimales Maß an Kommunikation und Koordination in beiden Gehirnhälften erreicht werden kann.

Gib dich der Nacht hin, tritt in der totalen Kohärenz all deiner sichtbaren und unsichtbaren Körper auf dem fliegenden Teppich deines Betts eine spannende Entdeckungsreise an und lade das Unbekannte dazu ganz herzlich ein, dich dabei zu begleiten. Genieße diese Reise!

☆ RITUAL 36: NÄCHTLICHES HERZ

1. Lege dich ins Bett und spüre, wie dein Körper sich vollkommen entspannt. Gib dich der Stütze deiner Matratze hin und beginne, in die Mitte deines Brustkorbs hinein- und wieder auszuatmen. Stell dir dabei vor, wie die Luft in diesen Bereich, in der Mitte deines Körpers, ein- und wieder ausströmt. Atme absichtlich langsamer und tiefer als sonst.
2. Stelle deine Atmung bewusst auf eine Frequenz von zehn Sekunden ein (fünf Sekunden lang ein- und fünf Sekunden lang ausatmen), um die richtige Herzkohärenzfrequenz zu erzeugen, während du deine Augen geschlossen hältst und einen Zustand tiefer, vollkommener Ruhe spürst.
3. Um die Kohärenz zu erleben, zählst du in Gedanken beim Einatmen auf Fünf und beim Ausatmen wieder auf Fünf. Denke daran, dass die Bauch- oder Zwerchfellatmung dir dabei hilft, konzentriert und achtsam zu bleiben.

4. Wiederhole diese Sequenz ein paar Minuten lang, während du einschläfst, damit das Gehirn deines Herzens während der Nacht so aktiv bleibt, wie es sein sollte. Dadurch erzeugst du ein elektromagnetisches Feld, das mit dem Herzschlag der Erde in Verbindung steht, und deine nächtliche Reise wird zu einem Portal für dein spirituelles und emotionales Wachstum.

Wozu dieses Ritual dient und wie man es ausführt

Wenn du dich in deinem Raumschiff der Träume in die Nacht hineintreiben lässt, beruhigen sich dein Nervensystem und dein Herzrhythmus. Auch die meisten anderen Aktivitäten deines Körpers verlangsamen sich. Innerhalb von fünf Minuten nach dem Eintritt in die Leichtschlafphase wird dein Herzschlag sehr ruhig; normalerweise sinkt er dann auf ungefähr 60 Schläge pro Minute ab, während sich die Sinfonie deines Nervensystems ebenfalls sanft verändert.

Aber nicht nur dein Herzschlag wird langsamer. Auch deine Körpertemperatur sinkt; deine Muskeln entspannen sich; und im Tiefschlaf sinkt zusätzlich auch noch der Blutdruck. Deine Herzfrequenz fällt um 20 bis 30 Prozent unterhalb deiner normalen Ruheherzfrequenz.

Während des REM-Schlafs verwandeln deine Träume sich in eine faszinierende Realityshow, deren Handlung sich in deiner Herzfrequenz widerspiegelt. Stell dir nun vor, du fängst im Traum an zu rennen – dann rast dein Herz genauso wie beim Joggen im Wachzustand. Deshalb solltest du das Gehirn in der Mitte deines Brustkorbs während des Schlafs zu deinem persönlichen Trainer machen, denn es kann dir die Kunst des Eintauchens in dein Unterbewusstsein beibringen.

Wenn du während deiner spirituellen Auszeit allein und ungestört in deine Matratze hineinsinkst, eröffnet dieses nächtliche Herzritual eine ganze Reihe von Möglichkeiten für deinen Körper und Geist, vor allem aber für deine spirituelle Entwicklung und Evolution.

Diese Praxis zielt darauf ab, eine intensive nächtliche Kohärenz zwischen deinen beiden Gehirnen (demjenigen im Herzen und dem im Schädel) zu fördern, damit du auch in deinem Wachleben von den Schätzen profitierst, die diese nächtliche Ruhezeit dir bringt. Du kannst deine spirituelle Auszeit nutzen, um die Wünsche und Bedürfnisse deines Herzens zu programmieren und zu einem tieferen Verständnis zu gelangen oder Antworten auf deine Fragen zu finden. Dann wirst du mit klaren Vorstellungen darüber aufwachen, was du tun musst und in welche Richtung deine Entscheidungen gehen sollten.

☆ RITUAL 37: KLARER VERSTAND – GUTES HERZ

1. Mach es dir auf deinem Bett bequem, bevor du einschläfst. Beginne, deinen Körper von Kopf bis Fuß zu scannen und bewusst alle Verspannungen (vor allem in Füßen und Händen) zu lösen. Dann richtest du deine Aufmerksamkeit auf deine Herzregion, nimmst den Rhythmus und Schlag deines Herzens wahr und lässt dich von seiner Melodie mitreißen.
2. Stell dir vor, wie dein Atem von diesem zentralen Punkt in deiner Brust ausgeht. Du kannst deine Hände in einer gebetsähnlichen Haltung zusammenlegen; die sanfte Berührung wird dich daran erinnern, in einen Zustand der Achtsamkeit zurückzukehren, während du mit deinem Herzschlag in Verbindung trittst.
3. Kultiviere eine regenerierende Emotion wie Mitgefühl, Verständnis, Güte, Dankbarkeit oder Liebe in deiner Herzgegend. Überlege dir genau, für welches Gefühl du dich entscheiden möchtest, denn jedes hat eine andere Schwingungsfrequenz. Also wähle bewusst eine bestimmte Emotion aus und konzentriere dich dann darauf, ohne dich durch irgendetwas ablenken zu lassen.

4. Stell dir vor, wie du dieses belebende Gefühl auch auf andere Menschen ausstrahlst. Sende es an Personen, die dir besonders nahestehen, aber auch an Bekannte und sogar an Menschen, die dir Probleme bereiten – an deine »Feinde« oder an Personen, mit denen du ungelöste emotionale oder physische Konflikte hast. Lass all diese Leute in den Genuss dieses erhöhten Bewusstseins kommen, das du ausstrahlst.
5. Immer, wenn deine Gedanken abschweifen, lenkst du deine Aufmerksamkeit wieder sanft auf deine Atmung zurück. Achte darauf, dass sowohl deine Ein- als auch deine Ausatemphase fünf Sekunden dauert, um dich wieder auf deine Atemzüge zu fokussieren.

Diese Technik hilft dir dabei, neue Muster zu schaffen und die Kohärenz zwischen dem Gehirn in deinem Kopf und dem Gehirn in deinem Herzen über längere Zeit aufrechtzuerhalten. Am besten ist es, dieses Ritual vor dem Schlafengehen zu praktizieren, da die Transformation in deinem Unterbewusstsein beginnt und sich dann auf dein Bewusstsein ausweitet, was grundlegende Veränderungen in deinem ganzen Sein bewirkt.

Wozu dieses Ritual dient und wie man es ausführt

Auf deinem nächtlichen Flug kannst du mit hundertprozentiger Klarheit um zwei Dinge bitten: einen scharfen, wachen, präsenten, schnellen Verstand, den du zu deinem Vorteil nutzen kannst, und ein gütiges, flexibles Herz voller Gefühle, die dich innerlich regenerieren. Und dadurch, dass du all das auch auf andere Menschen ausstrahlst, aktivierst du nicht nur die außergewöhnliche Intelligenz deines Herzzentrums – dieser Altruismus hat auch einen sehr wichtigen Einfluss auf dein ganzes Leben. Vor allem wirst du dadurch besser schlafen, einen friedlichen Ruhezustand und luzide Träume von außergewöhnlicher Klarheit erleben – Träume voller Informationen, die aus anderen Sphären nur zu dir kommen. Denn die Erzeugung von Gefühlen der Wertschätzung für andere Menschen ist ein sehr hilfreicher Schlüssel zur biologischen und spirituellen Weiterentwicklung in deinem Leben.

Dein zentralisierter Egoismus löst sich auf, sobald sich deine Herzfrequenz an diese Veränderung anpasst und deine Gehirnwellen sich sanft in einen wohlgeordneten Theta-Zustand erhöhten Bewusstseins hinein verlangsamen.

Jede deiner Wahrnehmungen steht mit einer Emotion in Verbindung; und dank diesem Ritual wirst du in der Lage sein, deine innere Kraft – dein Potenzial für eine Neuausrichtung deines Lebens – in ihrer ganzen Tragweite zu erkennen. Dann beginnst du, an deine Intuition zu glauben, und lernst, auf sie zu hören, ohne auch nur den geringsten Zweifel an dieser inneren Stimme zu haben. Du lässt alle Werturteile hinter dir und entwickelst ein Gefühl der Dankbarkeit; du verabschiedest dich vom Schubladendenken und übst dich stattdessen in einer Haltung der Akzeptanz; und deine bisherigen Denk- und Verhaltensmuster verwandeln sich in Entscheidungen, die auf einer höheren Frequenz schwingen.

Dieses Ritual ist ein hervorragendes Hilfsmittel gegen Apathie, Faulheit, »Aufschieberitis« und schlechte Laune, denn es bietet dir die Möglichkeit, über den Tellerrand hinauszuschauen und zu erkennen, wie eng du mit allen anderen Geschöpfen und Dingen auf der Welt verbunden bist. Wenn du es nachts praktizierst, wirst du zu einem hellen Leuchtfeuer, das verirrten Seeleuten hilft, einen sicheren Hafen zu erreichen und nach Hause zurückzukehren. Du tust damit also nicht nur dir selbst, sondern auch anderen Menschen etwas Gutes.

☆ RITUAL 38: VISIONÄRIN

1. Lege dich auf dein Bett. Konzentriere dich auf die Teile deines Körpers, die Kontakt mit der Matratze haben, und auf die Teile, die mit dem Laken oder den Decken in Berührung stehen. Atme in deinen Bauch hinein und werde dir über eine Emotion klar, an der du etwas ändern möchtest. Als Nächstes wählst du in einem Zustand vollkommener Entscheidungsfreiheit über dein Gefühlsleben eine neue Emotion aus, die an die Stelle dieser alten Emotion treten soll. Überlege dir dein Vorgehen dabei sehr genau: Wenn du zum Beispiel zu Reizbarkeit neigst, ersetze diese Eigenschaft durch Geduld; wenn du aufhören möchtest, dich ständig zu beschweren, entscheide dich stattdessen für eine Haltung der Dankbarkeit. Benenne zuerst die Emotion, die du aus deinem Leben ausmerzen willst, und formuliere dann klar und deutlich, wodurch du sie ersetzen möchtest.
2. Richte deine Aufmerksamkeit auf deinen Brustkorb und visualisiere, wie dein Atem in dein Herz hinein- und wieder hinausströmt. Spüre, wie dein Körper sich in deinem Bett entspannt.
3. Beginne, die neue Emotion, für die du dich entschieden hast, einzuatmen. Gehe bei diesem Prozess sehr diszipliniert vor.
4. Du hast nun ein Zentrum aktiviert, in dem du neue Visionen entwickeln kannst, hast geistige Täuschungen, stagnierende Ideen und einschränkende Gedanken überwunden und gleichzeitig eine neue Beziehung zu dir selbst und deinen Emotionen aufgebaut. Wenn du dieses Ritual abends praktizierst, wirst du ohne unnötige Belastungen oder grüblerische Gedanken, die dich an dein Leid gefesselt halten, in den Schlaf sinken.

Wozu dieses Ritual dient und wie man es ausführt

Du bist nun eine Visionärin und Pionierin im Umgang mit deinen Emotionen – in der Kunst, deine Emotionen zu steuern, indem du die Gewohnheiten, die dich immer wieder in die gleichen Einstellungen, Denk- und Verhaltensmuster verfallen lassen, überlistest. Es gelingt dir, über den Tellerrand des Offensichtlichen hinauszuschauen. Dieses Ritual öffnet dich für die Kraft des klugen Urteilsvermögens und peripheren Sehens, indem es eine Neigung mit niedriger Schwingung einfach durch eine andere, höhere Neigung ersetzt, die dich innerlich aufbaut und dir Freude bringt.

Was ist deine »Persönlichkeit« eigentlich? Wie definierst du sie? Mit welchen Worten würdest du dich selbst beschreiben? Wir Menschen halten viel von Etiketten und Schubladendenken und entwickeln uns zu wahren Meistern darin, mit der Zeit tatsächlich in die Rolle, die man uns zugewiesen hat, hineinzuschlüpfen: Wenn man uns sagt, wir seien schüchtern, ziehen wir uns in unser Schneckenhaus zurück; wenn man uns Rebellen nennt, beginnen wir, uns gegen alles aufzulehnen. Und so gehen wir immer weiter durchs Leben – mit einem schweren, sperrigen Rucksack voller Titel, Adjektive und Spitznamen auf dem Rücken.

Dieses abendliche Ritual ist eine Möglichkeit, auf die Pause-Taste zu drücken. Dann wirst du nicht mehr von den blinkenden Werbetafeln gelähmt, die dich unter Kontrolle haben, sondern wirst die Kraft finden, deine düsteren Gefühle durch leuchtende, strahlende Emotionen zu ersetzen.

Beginne mit diesem Prozess des Ersetzens negativer durch positive Emotionen wie ein Chirurg, der ein krankes Organ entfernt – voller Konzentration und Entschlossenheit. Denn das soll keine rein verstandesmäßige Veränderung sein, die nur an der Oberfläche bleibt, sondern wirklich direkt in dein Unterbewusstsein hineinfließen.

Wenn du dir in einer komplizierten Situation beispielsweise hilflos vorkommst und nicht weißt, wie du deine Wünsche und Bedürfnisse zum Ausdruck bringen sollst, kannst du versuchen, diesen

Zustand in eine Haltung der Toleranz umzuwandeln. Halte deinen Kommunikationskanal – dein Halschakra – offen! Beginne, in der Gegenwart der Veränderung, die du vornehmen möchtest, zu atmen, bis du einen Zustand echter innerer Ruhe erreichst und das neue, wünschenswerte Gefühl deinen ganzen Körper durchströmt. Atme ruhig und gleichmäßig weiter und setze diesen Prozess fort, bis du die neue Emotion voll und ganz in dein Gefühlsleben integriert hast – bis dein Körper und dein Geist mit ihr im Einklang stehen, sodass du diese Vision bereits in dir trägst, wenn du die Augen zum Schlafen schließt.

Du musst dieses nächtliche Ritual so lange fortsetzen, bis du eine energetische Veränderung erreicht hast. Dein einsames Bett ist der beste Ort für diese Erweiterung deines Bewusstseins. Bei manchen tief in deinem Inneren verwurzelten Einstellungen wird es notwendig sein, dieses Ritual mehrere Nächte hintereinander fortzusetzen, bis dir die angestrebte neue Einstellung in Fleisch und Blut übergegangen ist – du kannst sieben Nächte lang am Austausch derselben zwei Emotionen arbeiten, bis du schließlich hervorragende Ergebnisse siehst.

Auch wenn deine negative Einstellung gerechtfertigt ist (oder dein Ego sie zumindest für gerechtfertigt *hält*), versuche, sie loszuwerden, denn die emotionale Belastung, die sie verursacht, und den Schaden, den sie deinem System zufügt, ist sie nicht wert.

Einstellungen und Emotionen können entweder etwas Neues in unser Leben hineinbringen oder an unserer Energie zehren. Die Strategien zur Emotionsregulation, die ich hier beschreibe, tragen dazu bei, deine Herzleistung zu verbessern, deine Resilienz zu stärken und deine Erholung von Stressoren und Traumata zu beschleunigen.

Selbst herbeigeführte positive Veränderungen unseres Gefühlslebens bringen uns einem Zustand der Herzkohärenz näher. Dann tritt an die Stelle deiner Sucht nach Stress und Leid eine neue Sichtweise, mit deren Hilfe du ein Reservoir an positiver Energie aufbauen kannst. Dieses Reservoir kannst du während der Nacht erkunden, und es wird dir auch tagsüber im Wachzustand sehr weiterhelfen.

☆ RITUAL 39: EINGANG, AUSGANG UND PARKPLATZ (4-7-8-ATEMTECHNIK VOR DEM EINSCHLAFEN)

1. Stell dich neben dein Bett und visualisiere einen fliegenden Teppich, der dich nun gleich auf einen Soloflug entführen wird. Betritt diesen Teppich mit vollem Bewusstsein und lege dich mit der Absicht hin, eine Reise zu unternehmen, bei der du eine wichtige Initiation und innere Wandlung durchmachen wirst. Stell dir vor, wie du dich einem Flughafen mit drei Schildern näherst, die dir den Weg weisen: Eingang, Ausgang und Parkplatz. Mit diesen Bildern im Kopf trittst du nun in einen dreiteiligen Prozess ein, bei dem du deinen Atem als Anker nutzt, bevor du in den Schlaf hinüberdämmerst.
2. Nähere dich zunächst dem Eingang, atme durch die Nase ein (dein Mund ist geschlossen) und zähle dabei bis vier. Während du spürst, wie die Luft in deine Lungen hineinfließt, zählst du in Gedanken wiederum bis vier und stellst dir dabei vor, wie der Sauerstoff, den du aufnimmst, deinen Körper regeneriert, öffnet, erneuert und mit üppiger grüner Energie erfüllt.
3. Nun betrittst du den Parkplatz. Bleibe ruhig und regungslos dort stehen, halte die Luft, die du gerade eingeatmet hast, an und zähle in Gedanken bis sieben. Stell dir in diesem Zustand der Stille vor, wie die frische, belebende Luft in all deine Poren hineinfließt – wie dieser Sauerstoff alle Räume deines Körpers ausfüllt.
4. Am Ausgang lässt du die Luft wieder aus deinen Lungen herausfließen. Atme aus, zähle dabei bis acht und visualisiere, wie

diese Ausatemluft alles mit sich nimmt, was dir nicht guttut und nicht mehr gebraucht wird, sodass dein Körper vollständig gereinigt wird. Du hast deinen Körper jetzt von allem Abfall befreit, und es ist an der Zeit, den Zyklus wieder von vorne zu beginnen.

5. Wiederhole dieses Ritual eine Minute lang (oder drei Minuten, wenn du es verlängern möchtest) und stell dir das Ankommen, Parken und Wegfahren als deine unfehlbaren Verbündeten vor dem Schlafengehen vor. Diese Visualisierung wirkt sich direkt auf deinen zirkadianen Rhythmus aus und tariert das Gleichgewicht zwischen Schlaf- und Wachzustand aus. Wenn du dieses Ritual praktizierst, wirst du ungeheuer produktiv sein und dabei gleichzeitig eine beispiellose Ruhe und periphere Sicht beibehalten, die es dir ermöglicht, Feinheiten zu sehen und zu hören, die deine Existenz verändern können.

Wozu dieses Ritual dient und wie man es ausführt

Genau wie du am Eingang eines Flughafens von drei Pfeilen empfangen wirst, die dir den Weg zu deinem Ziel weisen, zerfällt auch deine nächtliche Reise in drei wichtige Phasen. Wenn du diese Phasen zu drei konkreten, fundamentalen Schritten vereinfachst, wirst du dein Ziel des luziden Träumens schnell, mühelos und ohne jede Ablenkung erreichen.

Dieser Prozess beginnt mit einer Eingangserfahrung, bei der du einatmest und alles, was du brauchst oder dir wünschst, mit der Atemluft in dich hineinströmen lässt. Dann folgt eine kurze Pause, in der du dich auf einen Augenblick bewusster Stille einlässt, die Welt um dich herum ausblendest und deine Gedanken beobachtest, und schließlich die Ausgangsphase, in der du alles loslässt, was dir nicht guttut, um dich beim nächsten Atemzyklus komplett zu erneuern.

Zyklen, die sich während unserer ganzen Existenz wiederholen und sich in bedeutenden Ereignissen wie Geburten und Todesfällen, aber auch auf subtile, fast unmerkliche Weise im ständigen Fluss unserer Ideen und Emotionen manifestieren, spiegeln sich im kreisförmigen Ablauf dieses Rituals – Eingang, Parkplatz und Ausgang – wider.

Dieses Ritual ist eine wunderbare Gelegenheit zum Nachdenken über solche wichtigen Stationen, die in deinem Leben immer wiederkehren. Vielleicht hast du das Gefühl, neu anzufangen, am »Eingang« von etwas zu stehen. Oder du fühlst dich wie in der Schwebe – wie in einer Art Pause, in der sich nichts bewegt. Oder du nimmst wahr, dass du gehst, etwas loslässt, dich von etwas befreist. Egal, an welchem Punkt deines Lebens du dich gerade befindest – die inneren Bilder, anhand derer du dir diese Stationen vorstellst, sind wie ein Erdungsdraht, der in Kombination mit deiner Atmung einen Prozess bewusster Sauerstoffversorgung in Gang setzt, der für dich völlig neu sein wird.

Außerdem beruhigt die 4-7-8-Atemtechnik in diesem Ritual das Nervensystem und trägt bei Menschen mit Schlafstörungen dazu bei, den Cortisolspiegel zu senken, die Herzfrequenz in das Gleichgewicht zu bringen, den Geist zu beruhigen und die Gehirnwellen zu verlangsamen, damit sie in einem Zustand tiefer Meditation einschlafen können.

Wenn du alleine schläfst, kannst du mit viel Liebe zu dir selbst beobachten, in welcher der drei Phasen du dich gerade befindest, und dir dabei der Tatsache bewusst sein, dass du jederzeit von vorne anfangen kannst. Ehre dein einsames Bett als Territorium deiner ganz persönlichen Entdeckungsreise – als dein eigenes Gate, von dem du abends abhebst, um dich von Nacht zu Nacht immer weiter zu entwickeln.

☆ RITUAL 40: STARKES DORNRÖSCHEN

1. Wenn du auf deinem Bett sitzt und zum Einschlafen bereit bist, beginnst du mit einem Beobachtungsprozess, bei dem du alles um dich herum genau in dich aufnimmst. Achte darauf, möglichst viele Details wahrzunehmen: Konsistenzen (weich, hart, fest, flüssig), Farben und so weiter.
2. Sobald du dein näheres Umfeld und dessen Eigenschaften identifiziert hast, kneifst du die Augen zusammen, bis du alles ein bisschen verschwommen siehst, und konzentrierst dich dabei auf deinen Herzschlag. Bewege deine Augen leicht nach rechts, dann zur Mitte, dann nach links und dann wieder zur Mitte, als wolltest du mit den Augen »Nein« sagen, ohne den Kopf zu bewegen. Wiederhole das fünf- bis siebenmal, entspanne dich dann und schließe die Augen.
3. Atme weiterhin bewusst in deinen Bauch hinein und stell dir dabei vor, wie die Luft in deinen Körper hinein- und wieder hinausfließt, wobei sie bis zu deinen Füßen hinunter- und dann bis zum Scheitel deines Kopfes hinaufsteigt. Nimm alle Gefühle wahr, die dabei in dir aufsteigen, ohne sie beeinflussen oder verändern zu wollen.
4. Zum Schluss legst du die Hände in Gebetshaltung vor deinem Herzen zusammen und massierst den Bereich deiner Thymusdrüse mit sanftem Druck in kreisenden Bewegungen – elfmal im Uhrzeigersinn und elfmal im Gegenuhrzeigersinn –, während du weiterhin in den Bauch hineinatmest und dich auf deinen Herzschlag konzentrierst. Anschließend lässt du die Arme sinken und atmest noch einmal tief ein und aus.
5. Dann streckst du dich, gähnst und gibst dich der göttlichen Nacht hin.

Wozu dieses Ritual dient und wie man es ausführt

Dein mentales, dein physisches und dein spirituelles Zentrum beherbergen unendlich viele Feinheiten, die sich energetisch in deinem eigenen Inneren befinden, aber mit dem umliegenden Kosmos kommunizieren und dadurch alle Aspekte deines Lebens beeinflussen.

Dein Körper – deine Biologie – ist ein vollkommenes Gefäß, in dem Gesundheit, Heilung, das Gleichgewicht der Gegensätze und das Erwachen von Licht und Bewusstsein einzig und allein von dir und deinem Engagement für deine eigene Sache abhängen. Es ist wichtig zu verstehen, wie all diese Teile miteinander verbunden sind und in perfekter Synchronizität zusammenwirken; denn nur so kannst du dich aus dieser Opferrolle befreien, aufhören, anderen die Schuld zu geben, das Jammern an seiner Wurzel bekämpfen und dich einer inneren Revolution hingeben, die dein ganzes zelluläres Umfeld in eine hohe, liebevolle Schwingung und einen harmonischen Gleichklang mit dir versetzen wird.

Dieses nächtliche Ritual dient einem eindeutigen, elementaren Ziel: Damit sollst du bis in Bereiche vordringen, in denen sich viel feinstoffliche Energie angesammelt hat; denn ohne richtiges Ventil und ohne Regenerationskanal könnte diese Energie eine kontraproduktive Wirkung haben und zu einer starken emotionalen Lähmung führen. Mit deinen Augenbewegungen und dem Atem, der in deinem Herzschlag präsent ist, gelangst du direkt zu einem heiligen Bereich deines physischen Herzens: dem Sinusknoten.

Dieser Sinusknoten – der natürliche Schrittmacher deines Herzens – liegt im rechten Vorhof, also in der oberen rechten Herzkammer. Dieses unauffällige Gebilde dient als elektrischer Taktgeber des Herzens und initiiert den rhythmischen Herzschlag, durch den dein Puls entsteht. Es erzeugt einen elektrischen Impuls mit einer Frequenz von 60 bis 100 pro Minute, der durch Leitungsbahnen fließt, um eine Kontraktion der unteren Herzkammern auszulösen und das Blut durch den ganzen Körper zu pumpen. Wenn wir in den Zustand der Ruhe und des Schlafs übergehen, stimmt sich dieser natürliche Schrittmacher auf die Zirbeldrüse ein, die unsere Melatoninproduktion steuert. Diese harmonische Verbindung ebnet den Weg für eine erholsame Nachtruhe.

Dieses stärkende Ritual führt dich sanft auf einen somatischen Weg, der mit jenem Blick beginnt, mit dem du die Welt um dich herum beobachtest. Dann lädt es dich zu einer mystischen Praxis des »Sehens« ein, wobei alles, was du siehst, durch die Bewegungen deiner Augen etwas verschwommen wirkt. Du lenkst deinen Atem in meisterhafter Körperbeherrschung bis zu deinen Füßen hinunter und lässt ihn bewusst in deinem Körper auf- und absteigen. Wenn du deine Hände anschließend zusammenführst und den mittleren Bereich deines Brustkorbs massierst, aktivierst du deine Thymusdrüse, die für die Produktion von T-Zellen und die Gesundheit deines Immunsystems zuständig ist. Noch wichtiger ist, dass du dir dadurch den Motor deines Herzens – den Sinusknoten – bewusst machst und mit ihm in Kontakt trittst.

Nimm diese nächtliche Auszeit freudig an und nutze sie als Gelegenheit, zu einem starken, bewussten und präsenten Dornröschen zu werden, das sich vorbehaltlos auf die Erforschung seiner Traumwelt einlässt – unbelastet von dem Bedürfnis, dass unbedingt ein Märchenprinz kommen und dich zu einem Leben in Glanz und Gloria erwecken muss.

☆ RITUAL 41: UMARME DICH SELBST

1. Während du bequem im Bett liegst, konzentrierst du dich zunächst auf den sanften Rhythmus deines Herzschlags. Nimm dir ein bisschen Zeit, um dich zu zentrieren, und koste diese wunderbare, ungestörte Gelegenheit, mit dir selbst in Kontakt zu treten, voll und ganz aus. Es wird empfohlen, dieses Ritual in einer

bequemen Sitzposition durchzuführen, da dies einen größeren Bewegungsradius der Arme ermöglicht.

2. Verschränke die Arme über deinen Schultern: Die rechte Hand liegt auf der linken und die linke Hand auf der rechten Schulter. Spüre, wie deine Hände ganz sanft auf deinen Schultern ruhen, und atme dabei weiter in deinen Bauch hinein.
3. Beim Ausatmen beginnst du, beide Arme gleichzeitig von den Schultern nach unten sinken zu lassen, bis deine Hände und Finger sich berühren.
4. Wiederhole das dreimal (oder auch öfter, wenn es dir dabei hilft, dich zu beruhigen): Umarme dich selbst, murmele dir mit geschlossenem Mund beruhigende Worte zu und wiege dich dabei sanft hin und her, während du ein Schlaflied vor dich hin summst.
5. Atme weiter in deinen Bauch hinein und spüre, wie dich das beruhigt und auf einen tiefen Schlaf einstimmt.

Wozu dieses Ritual dient und wie man es ausführt

Dieses wunderbare Ritual zeigt, dass du nichts aus der Außenwelt brauchst, um dich zu beruhigen. Dadurch, dass du deine Arme über den Schultern verschränkst, überquerst du symbolisch die Mittellinie deines Körpers, überbrückst die Polaritäten und stellst die Harmonie in vernachlässigten Körperbereichen wieder her, indem du dich selbst umarmst. Dieser Akt der Selbstumarmung hat eine tiefe Bedeutung, denn er markiert die Grenze zwischen deiner oberen und unteren Körperhälfte und vereint deinen Rumpf mit den Beinen, den Scheitelpunkt deines Kopfes mit dem Schambein, deine linke und rechte Körperhälfte und schließlich auch die Rück- und Vorderseite deines Körpers.

Die Technik der Selbstumarmung beruht auf der Erkenntnis, dass diese bewusste Liebkosung das Gehirn beruhigt, Ängste und innere

Spannungen abbaut, dein Wesen in seinen ursprünglichen reinen Zustand zurückversetzt und deine Serotoninproduktion verstärkt. (Serotonin ist ein Neurotransmitter, der mit unseren Stimmungen in Zusammenhang steht und eine wichtige Rolle dabei spielt, unsere Energie ins Gleichgewicht zu bringen.) Das langsame Aneinanderreiben der Hände und das Streicheln deines Körpers von den Schultern bis zu den Händen aktiviert mikroskopisch kleine Rezeptoren in der Haut, die nur auf bewusste, sanfte Berührungen reagieren und beruhigende Informationen ans Gehirn weiterleiten. Die Aktivierung dieser Nervenenden ist für den Stressabbau und die Emotionsregulation sehr wichtig und fördert gleichzeitig eine tiefe, anhaltende Nachtruhe.

Beim Summen werden die Zentren von Mund, Zunge, Rachen und Speichel aktiviert. Das löst eine ganze Kaskade neuronaler Aktivitäten aus, da wichtige Informationen von Nase und Ohren ans Gehirn weitergeleitet werden, was zu einem erhöhten Bewusstseinszustand führt. In diesem Zustand wirst du zum Hüter deines eigenen Wohlbefindens, du hegst und pflegst dich selbst liebevoll und aktivierst die Kraft, die in dir wohnt. Du musst nicht mehr nach äußerer Bestätigung suchen und wirst mit vollem Bewusstsein spüren, dass diese Bewegungen dein ganzes Immunsystem ins Gleichgewicht bringen und harmonisieren. Du heilst und erweiterst damit das elektromagnetische Feld deines Herzens. Nun bist du kein Opfer stillschweigender Abkommen mehr, die Leid verursachen. Du hältst die Freiheit in deinen Händen, und die liebevolle Botschaft, die du deinem Körper sendest, wird während der Nacht besiegelt, während du dich durch die Weite einer Dunkelheit voller Geheimnisse hindurchnavigierst, die einzig und allein für dich bestimmt sind.

☆ RITUAL 42: BIOLUMINESZENZ

1. Lege dich bequem aufs Bett und stell dir vor, es sei dein magischer fliegender Teppich – bereit, dich davonzutragen, sobald dich ein tiefer Schlaf überkommt. Atme tief durch und reibe deine Hände aneinander. Tu das ganz langsam und bewusst und spüre alle Teile deiner Hände, die sich gegenseitig berühren. Du kannst dabei die Augen schließen, um dich noch intensiver auf diese Erfahrung einzulassen.
2. Sobald du deine Hände auf diese Weise aktiviert hast, fahre mit ihnen über deinen ganzen Körper, als würdest du eine reichhaltige, duftende Creme auftragen. Achte auch jetzt wieder genau darauf, was du gerade berührst – jeden Körperbereich, jede Falte – und begleite diese liebkosende Bewegung mit deinen Atemzügen.
3. Erwecke deine Biolumineszenz zum Leben und spüre, wie dein ganzer Organismus von innen heraus zu leuchten beginnt. Du schaltest mit jeder Berührung das Licht deiner Haut ein, aktivierst sie, entfernst abgestorbene Zellen und reinigst deinen ganzen Körper, sodass dein strahlender Glanz in all seinen Ausdrucksformen zum Vorschein kommen kann.
4. Vergiss nicht, dabei auch dein Inneres zu visualisieren: dieses intelligente Innenleben, das dich zu dem Menschen macht, der du bist. Schalte die strahlende Leuchtkraft deiner Organe, Gewebe, Knochen und Muskeln ein und vergiss dabei auch die Drüsen, das Blut, all deine Körperflüssigkeiten und deine inneren Systeme nicht.
5. Nun, da du deinen Körper eingeschaltet und aktiviert hast und er in hellem Licht erstrahlt, bist du bereit, noch einen Schritt weiter zu gehen. Schalte die Leuchtkraft deines Herzens ein, indem du alle Teile deines Körpers von den Füßen aufwärts miteinander verbindest.

6. Behalte das Bild deiner leuchtenden Haut im Kopf und wiederhole beim Einschlafen mit leiser Stimme: »Ich bin ein Leuchtturm. Licht strömt aus meinen Poren hervor.«

Wozu dieses Ritual dient und wie man es ausführt

Der Körper ist wie eine Sinfonie des Lebens: Er redet, hört zu, fühlt, nimmt wahr und empfängt. In seiner wunderbaren Tiefe verbergen sich leuchtende Möglichkeiten, die nur darauf warten, entdeckt zu werden.

Im Heiligtum meiner Seele orchestriert eine Sinfonie aus perfekter Intelligenz den Tanz des Sauerstoffs. Diese hochintelligenten Masterminds befinden sich in meinem Kopf, meinem Herzen und meinem Bauch; doch ihr Einfluss erstreckt sich auf sämtliche Poren, Hautschichten und Chakras und auf das riesige Netzwerk meiner 72 000 *Nadis*. *Nadis* sind feinstoffliche Energiekanäle, die Sauerstoff, Nährstoffe und lebenswichtige Elemente transportieren und zusammen mit dem Blut eine Art Autobahn im Inneren unseres Körpers bilden. Dadurch bleibt der Körper in einem Zustand makelloser Gesundheit.

Trotz ihrer Unterschiede und der verschiedenen Geschichten, die sie erlebt haben, funktionieren alle Körper auf die gleiche Weise. Wir alle haben das Potenzial, uns selbst zu heilen, uns von unserem Leid zu befreien, Lichtblicke in unserem Leben zu finden, die uns stärken, und uns die Wurzeln zu bewahren, die uns mit allen Dingen und Lebewesen verbinden. Wir alle haben die Möglichkeit, in grenzenlose Höhen emporzusteigen.

Obwohl wir es nicht sehen können, strahlen wir Licht aus, denn wir sind biolumineszente Geschöpfe. Mithilfe einer hochempfindlichen CCD-Kamera haben die japanischen Forscher Daisuke Kikuchi und Masaki Kobayashi vom Tohoku Institute of Technology entdeckt, dass der menschliche Körper Licht ausstrahlt. Dieses Licht ist zwar zu schwach, als dass wir es mit bloßem Auge sehen könnten; aber es ist beeindruckend zu wissen, dass wir es mit unseren anderen Sinnen wahrnehmen können, wenn wir uns für Wahrnehmungen jenseits der Materie öffnen.

Die Strahlung, die wir abgeben, liegt um ein Tausendfaches unterhalb der Empfindlichkeitsschwelle unserer Augen. Sie schwankt im Lauf des Tages und wird von unseren Gedanken und unserer körperlichen und emotionalen Verfassung beeinflusst. Unsere maximale Lumineszenz erreichen wir am frühen Nachmittag; mit Einbruch der Nacht nimmt sie dann allmählich ab. Die leuchtkräftigsten Teile unseres Körpers sind diejenigen, die der Sonne am stärksten ausgesetzt sind wie beispielsweise Wangen und Stirn.

Auf physischer Ebene strahlt unser Körper aufgrund der Wechselwirkung von freien Radikalen mit Proteinen und Lipiden Licht aus und erzeugt auf diese Weise ein schwaches Leuchten. Daher wirken Veränderungen in unserem Stoffwechsel sich direkt auf unsere Biolumineszenz aus. Auf emotionaler Ebene leuchten wir heller, wenn wir auf einer höheren Frequenz schwingen – wenn wir eine Kohärenz zwischen Gehirn und Herz erreichen, uns für andere Menschen einsetzen und erkennen, dass unsere Gedanken, Handlungen und Worte einen Welleneffekt auf die Welt um uns herum ausüben. Deshalb nimmt unsere Leuchtkraft zu, wenn wir alleine schlafen, weil es dann keinen Austausch von Körperflüssigkeiten, Geräuschen oder chemischen Elementen gibt, so wie er normalerweise stattfindet, wenn man sein Bett mit jemand anderem teilt.

Die Subtilität dieses Phänomens ist so einmalig und außergewöhnlich, dass ich euch allen die feste Absicht und Konzentration wünsche, die man braucht, um eine starke Leuchtkraft zu erzeugen, weil ich weiß, dass dadurch während der Nacht ein unermessliches Reservoir an Verjüngungs- und Zellrekonstruktionskraft entsteht, das euch Heilung bringt und eine innere Wandlung in Gang setzt.

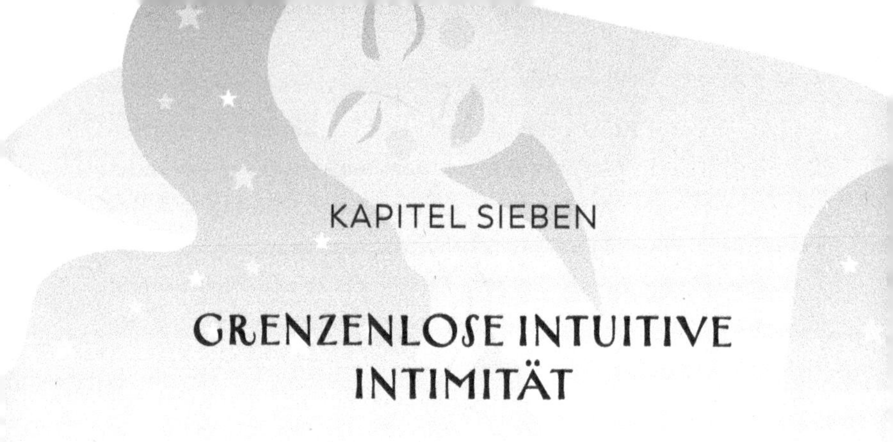

KAPITEL SIEBEN

GRENZENLOSE INTUITIVE INTIMITÄT

Tauche in das Reich der Intimität ein. (Dieses Wort leitet sich vom lateinischen »intimus« ab, was so viel wie »tief«, »zuinnerst« oder »im Kern« bedeutet.) Intimität ist ein heiliger Raum, der einzig und allein dir gehört – ein Zufluchtsort, an dem du nichts erklären und dich in keiner Weise rechtfertigen musst. Hier nehmen Freude und Genuss eine einsame, tiefgründige Qualität an. Was für eine Stimme hätte deine Intimität? Worüber würde sie sprechen? Wie würden sich ihr Tonfall und ihr Rhythmus anhören?

Spürst du eine Verbindung zu deiner Intimität? Was für Farben und Nuancen hat sie?

Heutzutage ist es gar nicht so einfach, Intimität zu pflegen. Es ist schwierig, einen Platz dafür in deinem Körper und deinen Emotionen zu finden, wenn alles um dich herum diese Intimität in alle vier Winde zu zerstreuen scheint, sodass du gar nicht weißt, wie du mit ihr oder ihren Botschaften in Kontakt treten sollst. Wenn alles gesagt, bekannt und offenbart ist, übertönt der Wirbelwind der Reize den Trost der Kreativität, der in der Einsamkeit liegt. Wie können wir in dieser chaotischen Zeit, in der Verletzlichkeit mit dauerndem Jammern verwechselt und das ständige Teilen von Informationen trotz ihrer alarmierenden Oberflächlichkeit als Pflicht empfunden wird, die Magie wiederentdecken, die sich in den unerforschten Tiefen unserer eigenen Einsamkeit entfaltet?

Die Rituale, die ich in diesem Kapitel beschreibe, werden dich beim Bekenntnis deiner grenzenlosen Intimität unterstützen, begleiten und leiten. Diese einmalige und unvergleichliche Intimität verändert sich zusammen mit dir, wenn du reifer wirst, und nimmt konkrete Formen an, wenn du dich auf den Weg zu der Erkenntnis machst, wer du bist – auf den niemals endenden Weg, bei dem du dich auf deinem königlichen Thron niederlässt und gleichzeitig die unermessliche Weite deiner Existenz verstehst und annimmst.

Wahren inneren Wandlungen – jenen Veränderungen, die im Unterbewusstsein stattfinden, getragen von luziden Träumen, Meistermantras, einem für erhabene Botschaften geschulten Ohr und einer angeborenen Fähigkeit, Perspektiven und Distanz zu erfassen – wohnt eine große Intimität inne. Intimität hängt mit Intuition zusammen; daher ist es an der Zeit, auf beides mit großer Aufmerksamkeit zu hören – beides miteinander zu verbinden und zu lieben. Der befreite Raum eines Betts, das nur dir allein gehört, ist der perfekte Ort, um deine Intimität zu pflegen und zu verfeinern – eine Intimität, die im großen Rahmen denkt, ohne Scheu, in einer Haltung liebevoller Fürsorge gegenüber allem, was du fühlst und wahrnimmst.

Kultiviere eine Praxis grenzenloser, intuitiver Intimität, die jede Faser deines Seins zum Leben erweckt. Diese Intimität schwingt nicht nur in deinem Inneren, sondern strahlt auch nach außen – sie ist ein einmaliger Ausdruck deines authentischen Ichs. Stell dir vor, du bist eine Göttin – jede heilige Nacht, die du allein in deinem Bett verbringst, bietet dir Gelegenheit zur Selbstentdeckung und zum Vergnügen. Lass dir von diesen Ritualen den Weg zeigen, auf dem du dir deine Sinnlichkeit zurückerobern und die Tiefen deiner eigenen Intimität erforschen kannst.

☆ RITUAL 43: GLYMPHATISCHE REINIGUNG

1. Setze dich zunächst einmal hin, atme tief durch und spüre das Gewicht deines Kopfes: sein Volumen und den Raum, den er einnimmt. Du kannst ihn von einer Seite zur anderen bewegen, kreisen lassen, seinen Bewegungsradius aktivieren und dich nach ein paar Minuten hinlegen und ihn auf dem Bett ruhen lassen, wobei du dir genau bewusst machen solltest, wie viel Platz er einnimmt.
2. Beginne bei deinem Nacken und nimm dir einen Augenblick Zeit, um seine Präsenz zu spüren. Achte darauf, wie er in seine Unterlage hineinsinkt, welche Bereiche deines Nackens du als besonders entspannt empfindest und was mit dem Rest deines Körpers passiert.
3. Bewege deinen Kopf nun sanft von links nach rechts und von rechts nach links und spüre, wie deine Ohren dabei das Kissen berühren. Achte darauf, ob es irgendwo Verspannungen gibt, und löse sie mithilfe deiner Atmung.
4. Reibe deine Hände aneinander und bedecke deine Augen dann mit den Handflächen, damit du das Spiel von Licht, Schatten, Geräuschen und Empfindungen wahrnehmen kannst, das nach diesen sanften Bewegungen entsteht.
5. Stelle dir in deiner Fantasie die Flüssigkeit in deinem Gehirn vor, die sich in Form von Lymphe bewegt, das Gehirn reinigt und Abfallprodukte abtransportiert, wobei deine Handflächen nach wie vor auf deinen Augen liegen.
6. Beende dieses Ritual, indem du dich dem Schlaf hingibst in der Gewissheit, dass dein Gehirnzentrum entgiftet und offen dafür ist, Botschaften aus dem Universum in Form luzider Träume zu empfangen.

Wozu dieses Ritual dient und wie man es ausführt

Dein Gehirn bedient sich eines perfekten Mechanismus, um sich von Giftstoffen zu befreien – unnütze und überschüssige Substanzen, die sich darin angesammelt haben, herauszufiltern, abzutransportieren und zu entsorgen. Dieser Mechanismus (das sogenannte glymphatische System) ist genau wie dein Lymphsystem dafür zuständig, deinen Körper in vollendetem Gleichgewicht zu halten und die wunderbare Aufgabe der Reinigung zu erfüllen.

Warum ist es für uns Entdeckungsreisende der Nacht so wichtig, über diesen Vorgang Bescheid zu wissen und ihn zu würdigen? Warum ist dieses Wissen so bedeutsam, wenn es darum geht, den Horizont unseres Bewusstseins und unserer Intuition zu erweitern?

Während du schläfst, wird dein glymphatisches System aktiv und sorgt dafür, dass Abfallprodukte aus deinem Gehirn heraustransportiert, in den Blutkreislauf aufgenommen und schließlich vom Körper ausgeschieden werden. Dein Gehirn reinigt sich im Schlaf selbst und entgiftet beziehungsweise regeneriert sich nicht nur auf körperlicher, sondern auch auf energetischer Ebene. Die Müllabfuhr kommt vorbei und leert die Mülleimer; dein glymphatisches System entsorgt alles, was du nicht brauchst, und schafft Platz für Neues, während deine Lymphe und dein Immunsystem eindringende Bakterien bekämpfen, um deinen Körper zu schützen. All das passiert, während du auf dem fliegenden Teppich deines Betts durch die Lüfte schwebst.

Dein glymphatisches System filtert nachts Giftstoffe aus dem Gehirn heraus und macht den Schlaf zu einem bewundernswerten Schauspiel der Perfektion deines Körpers und des Wunders deines Organismus. Diese unbewusste Intelligenz kümmert sich wirklich um alles, ohne dass du bewusst in diese Prozesse eingreifen musst. Während dieses Reinigungsprozesses findet ein meisterhafter Frequenzaustausch zwischen Herz und Gehirn statt. Deine sensible energetische Intuition offenbart sich, während dein Nervensystem seine erstaunliche Fähigkeit beweist, Umweltsignale zu erkennen und darauf zu reagieren. Dadurch entsteht eine neue Intimität, die über das zu Erwartende und Vorhersehbare hinausgeht und dich näher an die Lebensweise eines Mönchs heranbringt, der sich in einer Höhle seiner spirituellen Einkehr hingibt.

Dieses Ritual erkennt dich als Schöpferin deiner eigenen Existenz an und beleuchtet gleichzeitig einen biologischen Prozess mit tiefgreifenden spirituellen Implikationen. Dabei nimmst du aktiv an diesem nächtlichen Reinigungsprozess teil, der für deine Befreiung so dringend notwendig ist.

☆ RITUAL 44: DER PRÄCHTIGE ALTAR DEINER INTUITION

1. Lege dich auf dein Bett und bereite dich auf den Schlaf vor, indem du den Altar deines Körpers aktivierst. Atme tief und bewusst durch, reibe deine Hände leicht aneinander und lege sie auf deine Gebärmutterregion, zwei Finger breit unterhalb deines Bauchnabels. Du wirst spüren, wie sich die Wärme ausbreitet, wenn du deine Hände dort ruhen lässt und leichten Druck auf deinen Unterbauch ausübst.
2. Beginne, diesen Körperbereich nun mit beiden Händen zu massieren, zuerst im Uhrzeigersinn und dann gegen den Uhrzeigersinn. Zähle dabei jedes Mal auf elf und atme ganz ruhig.
3. Stell dir einen Altar in deiner Gebärmutter vor – einen Raum für deinen ganz persönlichen Ausdruck, auf den du in Gedanken heilige Gegenstände und zeremonielle Opfergaben stellst und auf dem du Bitten und Gebete darbringst. Du kannst in dieses Ritual alle Ideen oder Dinge einfließen lassen, die für deine Spiritualität und innere Suche stehen – zum Beispiel Bilder, Formen und Farben –, denn bei der Gestaltung deines Altars sind deiner Fantasie keine Grenzen gesetzt.

4. Während du deine Gebärmutter massierst, fängst du an, ihr etwas vorzusingen. Fasse einen klaren Vorsatz und sende eine hohe Schwingung aus, um die Kraft dieser Körperregion zu aktivieren. Singe ohne Scham oder Angst. Nutze die Kraft deiner Stimme, um dich von deinem Altar aus mit dem Göttlichen zu verbinden, und begib dich damit auf einen doppelten Weg: den des Schöpfers und den des Geschaffenen. Improvisiere und singe, was dir gerade in den Sinn kommt ... Lausche auf deine Stimme, als würdest du sie zum ersten Mal hören.
5. Atme jetzt aus deiner Gebärmutter heraus, so wie du sonst aus deinem Herzzentrum heraus atmest. Lass deine Atemzüge bis in diesen Körperbereich hinabsteigen. Visualisiere, wie die Luft dort hinein- und wieder hinausfließt, während du deinen Gebärmutteraltar gestaltest, um dich anschließend auf deine nächtliche Reise zu begeben.

Wozu dieses Ritual dient und wie man es ausführt

Es gibt kein Säugetier auf diesem Planeten, das nicht aus einem Mutterleib hervorgegangen ist. Dieses lebenswichtige Organ, das im zweiten Chakra (auf Sanskrit *svadhishthana*, was so viel wie »Haus der Süße« bedeutet) liegt, ist der stärkste Muskel unseres Körpers. Es besteht aus mehreren Muskelgewebsschichten, die in verschiedene Richtungen verlaufen, sodass es praktisch unzerstörbar ist. Deine Gebärmutter ist unglaublich dehnbar: Sie kann von einem birnengroßen Gebilde hinter dem Schambein zu einem riesigen Ballon anschwellen, der sich während der Schwangerschaft bis zu deinen Rippen und deiner Bauchdecke ausdehnt.

Dieses Organ ist ein Quell der Heilung und Regeneration, da es während jeder Menstruation Stammzellen in Hülle und Fülle produziert, sodass Wissenschaftler aufgrund der enormen positiven gesundheitlichen Auswirkungen dieser Zellen inzwischen sogar schon die Möglichkeit untersuchen, Menstruationsblut zur Behandlung von unheilbaren Krankheiten wie Parkinson oder Herz-Kreislauf-Erkrankungen zu verwenden. Deine Gebärmutter ist ein orgasmisches Organ und in jedem weiblichen Zyklus auf außergewöhnliche Weise mit dem Universum verbunden. Außerdem steht sie mit den Bewegungen der Erde und des Mondes und mit der Astronomie und Quantenphysik in Verbindung und wird dadurch zu einem Orakel, wenn man weiß, wie man ihr richtig zuhört.

Die Gebärmutter ist das einzige Organ unseres Körpers, das in der Lage ist, ein anderes Leben in sich zu ernähren, und zwar über die Plazenta, die den Fötus neun Monate lang genau mit den Nährstoffen versorgt, die er braucht, und die bei der Geburt ausgestoßen wird. Das Wort *Plazenta* kommt aus dem Altenglischen und bedeutet »runder, flacher Kuchen«. Wie du siehst, hat sich die Tradition, diesen »Mutterkuchen« zu ehren, bis heute erhalten: Wir feiern jeden Jahrestag unserer Geburt mit einem runden Kuchen, der an die heilige Plazenta erinnert.

Deine Gebärmutter kann einen Menschen in ihrem Inneren ernähren; sie erhält deine Konzentration aufrecht und ist ein Quell der Weisheit und Vernunft – dein Kraftzentrum und dein göttlicher Altar. Von jetzt an solltest du ihr während deiner nächtlichen Reise den Platz einräumen, den sie verdient. Bei dem zuvor beschriebenen Ritual musst du ihr auch etwas vorsingen, denn wenn du das tust, freut sie sich; dann fühlt sie sich geliebt und anerkannt. Der Klang deiner Stimme hallt an ihren Wänden wider und öffnet Räume für neue, wunderbare Dinge, die kommen werden. Wenn du etwas erschaffen und glauben möchtest, verstehen und tiefschürfende Antworten finden willst, dann praktiziere dieses Ritual jeden Abend, bevor du dich auf deine spirituelle Reise begibst, auf deinem Gebärmutteraltar mit dem Ziel, eine noch nie da gewesene Verbindung zu deiner Intuition herzustellen.

☆ RITUAL 45: WOHLTÄTER

1. Lege dich auf dein Bett, schließe die Augen und spüre das Gewicht deines entspannten Kopfes auf dem Kissen. Atme tief und bewusst, während du dir deine Wohltäter vorstellst: die Menschen, die dir Gutes tun und das Beste in dir zum Vorschein bringen. Hole sie ins Zentrum deines Herzens hinein und tritt mit jedem ihrer Herzen in Kontakt.
2. Beginne damit bei den Menschen, die dir heute geholfen haben, und bedanke dich bei ihnen, als hättest du sie direkt vor dir und würdest ihnen in die Augen schauen. Erinnere dich daran, wer den ganzen Tag über an deiner Seite war – das können Menschen sein, die dir sehr nahestehen, oder auch Fremde, mit denen du etwas Positives erlebt hast. Es kann sogar ein Geräusch oder auch einfach nur ein Blick sein, der dein Herz geöffnet und dir irgendwie geholfen hat.
3. Und nun holst du die ständigen Wohltäter in dein Herz, die zu deinem Leben gehören und dich stets begleiten und dir helfen: jene treuen Menschen, die immer für dich da sind und auf die du dich verlassen kannst, egal, was passiert.
4. Bei diesem Schritt des Rituals erhebst du den Blick zu deinen unsichtbaren Wohltätern (das können deine Lehrer, Vorfahren, spirituellen Führer und so weiter sein), die etwas mit deinem Leben zu tun haben oder hatten, aber nicht greifbar sind. Versammle sie in Gedanken um dich herum, um ihnen für ihre ständige Fürsorge und für all das Positive zu danken, das sie in dein Leben hineinbringen.
5. Nun überlegst du dir, wem oder was *du* etwas Gutes tust – für wen du eine Wohltäterin bist. Denke voller Liebe an die Rolle, die du im Leben anderer Menschen spielst, an deine Hilfe, und den Wert, den du für sie darstellst. Erkenne dich selbst als ständige Geberin und Wohltäterin und freue dich über diese Rolle.

6. Und zum Schluss betrachtest du dich als deine eigene Wohltäterin – diejenige, die Selbstliebe aussät und kultiviert. Nimm all die Wohltaten und Wunder wahr, die du dir selber schenkst. Spüre die Emotionen, die bei diesem Teil des Rituals in dir aufkommen, und bitte vor dem Einschlafen einen deiner Wohltäter, aus der Traumwelt zu dir zu sprechen.

Wozu dieses Ritual dient und wie man es ausführt

Eine der wichtigsten Ideen und Lehren spiritueller Traditionen (wie beispielsweise des Buddhismus) besteht darin, dass wir alles, was wir haben, und alles, was uns widerfährt, der Gnade und Güte von etwas oder jemand anderem verdanken. Irgendjemand oder irgendetwas, eine Reihe von Synchronizitäten und Ereignissen, hat dazu beigetragen, dass du jetzt hier bist und dieses Buch in den Händen hältst – dass dein Leben sich entfaltet, dass du atmest, fühlst und vibrierst.

Wir sind alle miteinander verbunden – Teile eines großen Gewebes aus wechselseitiger Abhängigkeit. Die Wohltäter, die uns auf unseren Reisen durchs Leben zur Seite standen, haben eine entscheidende Rolle dabei gespielt, uns auf diesen Weg zu führen und dazu zu bringen, dass wir auf einer ganz bestimmten Frequenz schwingen. Dank ihrer körperlichen und spirituellen Unterstützung konnten wir uns über das Opferdasein erheben und über unsere Klagen und Beschwerden hinauswachsen. Diese Wohltäter zu erkennen und uns an sie zu erinnern, erweitert unsere Perspektive über die Grenzen unseres Egos hinaus. Wir beginnen, uns nicht mehr als isolierte Geschöpfe zu sehen, sondern als Teil eines großen kosmischen Plans.

Verletzungen aus deiner Kindheit werden mit Leichtigkeit verblassen; und das verdankst du einem oder mehreren Wohltätern, die dich zu diesem göttlichen Ritual hingeführt haben, das deine Intuition und deine Vertrautheit mit deinem Herzen zum Erblühen bringen wird. Wenn es dir schwerfällt, deine Wohltäter zu erkennen, dann greife noch einmal auf die nächtliche Visualisierungsübung in Ritual 45 zurück. Sollten dabei mehrere Bilder in dir aufsteigen, so wähle dasjenige, das am tiefsten in dir nachklingt. Nutze diesen Wohltäter als Anker für deine Meditation, damit du die tiefgreifende Wirkung seiner Präsenz und seinen weitreichenden Einfluss spüren kannst.

Der zweite Schritt ist eine Selbstreflexion über deine Rolle als Wohltäterin für andere Menschen. Was für einen Einfluss hast du auf deine Mitmenschen? Wie übst du deine Führungsrolle aus? Was für eine Qualität hat deine Präsenz im Leben der anderen? Wie fühlst du dich, wenn man dich als Wohltäterin anerkennt? Wie schaffst du es, anderen Menschen klare und liebevolle Grenzen zu setzen, damit du dein Bestes geben kannst, ohne dich ausgenutzt oder missbraucht zu fühlen?

Dieses Ritual ist sehr tiefgründig und wirft Fragen auf, denen du mit Mut und Aufrichtigkeit nachgehen musst. Nutze das Schreiben dabei als Hilfestellung; mach das schriftliche Festhalten dieser Emotionen zu deinem Anker. Als Nächstes übst du dich in einer tiefen spirituellen Intimität, indem du dich als deine eigene Wohltäterin siehst, und beschreibst genau, was du dir selber geben musst, damit deine Reise reibungslos verläuft und dabei nichts schiefgeht – egal, ob du deiner Persönlichkeit etwas hinzufügen oder vielleicht sogar etwas wegnehmen musst. Wie behandelst du dich selber, wie sprichst du mit dir, wie tust du dir etwas Gutes? Welche Entscheidungen triffst du, um für dich selbst zu sorgen? Könntest du etwas verbessern, um zu einer Wohltäterin für dich selbst zu werden, die alles richtig macht?

Vervollständige diese Erfahrung, indem du einen deiner Wohltäter oder Wohltäterinnen dazu aufrufst, in deinen luziden Träumen anwesend zu sein, und ohne jede Angst darum bittest, was du brauchst. Dann werden dir die Informationen, nach denen du suchst, klar und deutlich übermittelt werden.

☆ RITUAL 46: BEWAHRE DIR EINEN STARKEN GLAUBEN

1. Stehe vor dem Schlafengehen ein paar Minuten lang ruhig neben deinem Bett und konzentriere dich auf deinen Herzschlag. Bewege dich nicht, spüre deine Füße auf dem Boden – in der Erde verwurzelt – und achte auf den Fluss deines Atems.
2. Hebe deine Arme und bring beide Hände in einer Lotosblütenposition über deinen Kopf: Lege die Hände zusammen und trenne deine Zeige-, Mittel- und Ringfinger dann voneinander; nur die beiden Daumen und kleinen Finger bleiben aneinandergelegt. Dann spreizt du die getrennten Finger, als wolltest du eine Krone formen.
3. Während du mit erhobenen Armen tief durchatmest, stellst du dir deine Finger und Hände als Antennen liebevoller, erhabener Kräfte vor – als Übermittler himmlischen Wissens, spiritueller Gewissheiten und Wahrheiten, die nur dein Herz kennt.
4. Ergänze dieses Ritual nun durch eine Affirmation, die du vor dich hin sprichst, während deine Finger als Verlängerung deines Körpers mit dem Heiligen um dich herum in Kontakt treten. Wiederhole diese Affirmation immer wieder: »Bewahre dir einen starken Glauben.«
5. Wiederhole diesen Satz insgesamt siebenmal und achte darauf, was du dabei fühlst, an welchen Stellen dieser Satz in deinem Körper nachklingt und wo er sich am lebendigsten anfühlt. Spüre, wie er in deinen Fingern und Händen vibriert.
6. Dann lässt du deine Hände und Arme wieder sinken, schüttelst alle Anspannung von dir ab und legst dich ins Bett – auf deinen fliegenden Teppich, bereit für einen ungestörten Nachtflug.

Wozu dieses Ritual dient und wie man es ausführt

Wie bewahrt man sich einen starken Glauben? Wo liegt dieser fundamentale Raum, der Licht in deine Vitalität und deine Gewissheiten bringt, deiner Suche Kraft verleiht und dir die Gelassenheit schenkt, mit der du Entscheidungen aus deiner inneren Kraft heraus triffst? Der spirituelle Rückzugsort deines Betts ist genau der richtige Ort für diese Erweiterung deines Bewusstseins. Es führt dich an einen Punkt bedingungslosen Vertrauens und völliger Hingabe an alles, was geschieht, in dem Wissen, dass es ein Ergebnis deiner kreativen Fülle ist. Mithilfe dieses Rituals wirst du einen Glauben entwickeln, der Berge versetzt, eine glühende Religiosität, die einfach vertraut und glaubt – einen vollständigen, vorbehaltlosen Glauben an dich selbst und an das, was deine Existenz aufrechterhält.

Die Sehnsucht nach bedingungslosem Glauben beginnt in diesem Ritual mit den Füßen auf dem Boden, wobei du deine Basis, deine Wurzel, deine Verbindung mit der Erde spürst – in einer Haltung, in der dein Körper aktiv, aber entspannt ist. So wie ein Berg, der stumm beobachtet und fühlt. Daraus entsteht auf organische Weise die Lotosblume (in Sanskrit: *padma mudra*) über deinem Kopf. Diese wunderschöne Blume erleichtert dir den Empfang himmlischer Botschaften, die sich dann über deinen ganzen Körper ausbreiten und die Reinheit deines Herzens als Symbol für die Kraft aktivieren, Hindernisse und Ängste zu überwinden, aus dem Schlamm wiedergeboren zu werden und dir trotz allem einen starken Glauben zu bewahren.

Der Satz, den du bei diesem Ritual vor dich hin sprichst, hat eine starke, energieöffnende Wirkung; sprich ihn mit fester Überzeugung und großer Bestimmtheit aus – fast wie einen Befehl, um allen Zweifeln oder Ablenkungen entgegenzuwirken, die dir vielleicht durch den Kopf gehen. Du sprichst ihn aus, hörst ihn dir an und wiederholst ihn so lange, bis du spürst, dass er durch deine Adern fließt und dein ganzer Körper ihn versteht und in die Realität umsetzt. Esoterische Prinzipien, wie sie im mystischen *Kybalion* zu finden sind, verleihen der Manifestation eines starken Glaubens in allen Bereichen deines Lebens einen tiefgründigen Sinn, denn sie beinhalten einen vollständigen Wegweiser zum Wesen der Realität. Ihre Gesetze offenbaren die Dualität, die das Universum regiert: Alles hat ein Gegenstück, Extreme und Paradoxa fließen zu einer Einheit zusammen.

Laut dem Buch *Kybalion* ist das Universum eine Manifestation des kosmischen Bewusstseins, in dem sich alles durch Schwingung in ständiger Bewegung befindet und unsere Gedanken die Realität formen können, die uns umgibt. Dieses Buch erklärt auf wunderschöne Weise sieben Gesetze, die das Universum aufrechterhalten. Die Kenntnis und Anwendung dieser Gesetze liefern dir eine Landkarte – eine präzise Technologie mit Anweisungen, damit du auf spiritueller Ebene verstehst, wie du diesen Zustand starken Glaubens erreichen kannst.

Die sieben Gesetze

1. **Geistigkeit:** Alles ist geistiger Natur; das Universum, das All ist die Gesamtheit. Nichts existiert außerhalb von ihm.
2. **Analogie:** Wie oben, so unten; wie innen, so außen. Dieses Gesetz der Analogie manifestiert sich auf drei großen Ebenen: der physischen, der mentalen und der spirituellen.
3. **Schwingung:** Nichts ruht; alles befindet sich in einem ständigen Zustand der Bewegung und Schwingung.
4. **Polarität:** Alles ist dual; alles ist polar; alles hat sein Gegenstück. Gleich und Ungleich sind dasselbe; Gegensätze sind von ihrem Wesen her identisch, unterscheiden sich jedoch in ihrem Ausmaß; Extreme begegnen einander. Alle Wahrheiten sind nur

Halbwahrheiten; alle Paradoxa lassen sich miteinander in Einklang bringen.

5. **Rhythmus:** Alles fließt, aus und ein; alles hat seine Gezeiten. Alles steigt und fällt; die Bewegung des Pendels manifestiert sich in allem. Der Ausschlag des Pendels nach rechts entspricht genau seinem Ausschlag nach links; der Rhythmus gleicht sich aus. Der Rhythmus deines Herzschlags ist ein Schlüsselelement für die Erzeugung biologischer, emotionaler und psychischer Alchemie.
6. **Ursache und Wirkung:** Jede Ursache hat ihre Wirkung; jede Wirkung hat ihre Ursache. Alles, was geschieht, folgt einem Gesetz; Zufall ist nur ein Name für ein Gesetz, das man nicht kennt. Es gibt viele Kausalitätsebenen, aber nichts entgeht dem Gesetz.
7. **Geschlecht:** Geschlecht ist in allem; alles hat sein männliches und weibliches Prinzip. Geschlecht manifestiert sich auf allen Ebenen. Auf der physischen Ebene ist es Sexualität.

Denke an diese Gesetze und bewahre dir deinen Glauben. Vertraue darauf, dass die Macht deiner einsamen Nacht die Gegensätze ineinander integriert und die Ecken und Kanten der Emotionen glätten wird, die du noch heilen musst.

☆ RITUAL 47: HELLSEHEN

1. Setze dich auf die Bettkante. Deine Arme sind locker und entspannt. Öffne und schließe deine Finger schnell, um Verspannungen in deinen Händen zu lösen. Atme aus deinem Herzen heraus und lege den Zeigefinger deiner rechten Hand auf dein drittes Auge (den Punkt zwischen deinen Augenbrauen). Übe sanften Druck auf diesen Punkt aus (er sollte sich nicht unangenehm anfühlen).
2. Massiere den Bereich deines dritten Auges in kreisenden Bewegungen, zuerst elfmal im Uhrzeigersinn und dann elfmal gegen

den Uhrzeigersinn. Bleibe mit deinem Finger an dieser Stelle und konzentriere dich auf die Massage, die du dir selber gibst, während du die Augen geschlossen hältst und bewusst atmest.

3. Während du diesen Punkt massierst, fängst du an, Fragen zu stellen. Frage danach, was du brauchst, was dir fehlt, was du dir erhoffst. Stelle deine Fragen mutig, ohne Scham oder Hemmungen. Visualisiere das, was du dir wünschst, und lege es auf dein drittes Auge, das du mit der Massage aktiviert hast.
4. Und nun stell dir vor, wie dein ganzer Stoffwechsel und deine Emotionen perfekt reguliert werden, sodass dein Körper und dein Geist sich ausruhen und das Beste aus deiner Schlafenszeit machen können. Diese Visualisierung eröffnet einen Kanal vollkommenen Verständnisses.
5. Starte von diesem Punkt deines Körpers aus kraftvoll in die Erdumlaufbahn und erkenne mithilfe deiner hellseherischen Fähigkeiten, was auf dich zukommt. Halte die Ideen und Bilder, die dabei in dir aufsteigen, schriftlich fest. Dann kannst du dich schlafen legen.

Wozu dieses Ritual dient und wie man es ausführt

Das Chakra der Hellsichtigkeit – ein inneres Auge, das dich dazu befähigt, die subjektive Intelligenz des Unbewussten wahrzunehmen und übersinnliche und hellseherische Fähigkeiten zu entwickeln – ermöglicht dir die Vorhersage zukünftiger Ereignisse. Zwischen den Augenbrauen liegt der magische Punkt deines Körpers – ein kraftvolles Portal, das bei Berührung die im Zentrum deines Gehirns liegenden Regionen aktiviert. In östlichen Traditionen bezeichnet man diesen Punkt als *drittes Auge*: das Tor, das direkt mit der Zirbeldrüse und der Hypophyse in Verbindung steht. Die Aktivierung dieser Drüsen öffnet Kanäle für höheres Bewusstsein und Intuition, sodass du in deinem Verständnis über die physische Welt hinausgehen und in ein Quantenfeld eintreten kannst, in dem die Konzepte von Zeit und Entfernung eine ganz andere Bedeutung bekommen.

Die alten Ägypter bezeichneten das dritte Auge als »Auge des Horus«, weil die Zirbeldrüse nicht nur einem Auge ähnelt, sondern weil Wissenschaftler Jahrhunderte später entdeckten, dass sie sogar aus ähnlichen Elementen besteht wie das Auge (beispielsweise Hornhaut, Netzhaut und Linse). Ihren Namen verdankt die Zirbeldrüse ihrer Form, die an einen Zapfen erinnert. (Das Wort »Zirbel« bezieht sich auf die Zapfen der Zirbelkiefer.) Kiefernzapfen sind übrigens auch ein Symbol für Reichtum und Wohlbefinden. Die Zapfenform findet sich in vielen Religionen wieder – von Symbolen für den Papst und den Vatikan bis hin zu Motiven in alten Stickereien und Gemälden. In der vedischen Tradition, die älter ist als der Hinduismus, wird die Zirbeldrüse mit dem sechsten Chakra in Verbindung gebracht. In Indien ist sie als »Fenster Brahmas« bekannt, in China nennt man sie »Himmelsauge«, und die Taoisten bezeichnen sie als »Niwan-Palast«.

Dieses Ritual aktiviert, reinigt und entkalkt die Zirbeldrüse. Bei den meisten Erwachsenen verkalkt diese Drüse aufgrund von Umweltgiften, unausgewogener Ernährung, mangelnder Ruhe, einem sitzenden Lebensstil, zu viel Fluorid in Wasser und Zahnpasta, zu langer Bildschirmarbeit und anderen Faktoren. Und wenn die Zirbeldrüse verkalkt ist, verliert sie aus mystischer Sicht ihre visionäre Qualität; ihre Aktivität verlangsamt sich, und ihre intuitive Kraft nimmt ab, sodass wir keine Führung mehr von ihr erhalten. Aus anatomischer und wissenschaftlicher Sicht ist diese Drüse für die Produktion von Melatonin verantwortlich, dem Hormon, das unseren Schlaf-Wach-Rhythmus reguliert. Wenn die Zirbeldrüse inaktiv ist, gerät das ganze homöostatische Gleichgewicht des Körpers durcheinander, was zu chronischen Entzündungsprozessen und Krankheiten, Depressionen, chronischem Stress und anderen Problemen führt.

Die Zirbeldrüse zu aktivieren, ist sehr wichtig, weil sie einen Fluss klarer, kraftvoller Intuition in Gang setzt. Dann wirst du nicht mehr an den Gedanken zweifeln, die dir in den Sinn kommen, oder dich von den Meinungen anderer Menschen beeinflussen lassen, sondern dich zentrieren und ohne Zögern um alles bitten, was du brauchst. Dank diesem Ritual, das einen direkten Kanal zu deinem höheren Bewusstsein eröffnet, werden dir großartige Ideen zufließen. Während deiner nächtlichen spirituellen Auszeit nährst du diese Ideen mit heiligen Wassern. Praktiziere dieses Ritual, um vor dem Schlafengehen deine hellseherischen Fähigkeiten zu aktivieren; dann wirst du erstaunliche Klarträume erleben, die genau deinen Wünschen entsprechen – du wirst im Traum alle Informationen erhalten, die du dir wünschst und die du verdienst.

☆ RITUAL 48: FÜNF WEISE TIERE

1. Stell dich kurz vor dem Schlafengehen neben dein Bett. Entspanne deinen Körper, bleibe aber trotzdem geistig präsent und visualisiere fünf Tiere: Tiger, Hirsch, Bär, Affe und Kranich. Welche Empfindungen wecken diese Tiere in dir? Was für Bilder und Emotionen steigen dabei in dir auf? Beobachte diese Reaktionen völlig wertfrei; nimm einfach die innere Landschaft wahr, die sie in dir entstehen lassen.
2. Beobachte den Tiger, den Hirsch, den Bären, den Affen und den Kranich. Konzentriere dich auf ihre Eigenschaften und ihre Dynamik und überlege dir, inwieweit du diese Archetypen verkörperst. Welche Aspekte deiner Persönlichkeit erinnern dich an diese Tiere? Welches Tier spricht dich am meisten an? Wenn du eines dieser Tiere wärst, was würdest du dann sagen? Wie würdest du sprechen?
3. Und nun begib dich auf eine anmutige Nachahmungsreise und verkörpere die Essenz jedes einzelnen Tiers. Für den Tiger streckst

du deine Hände wie Krallen aus und hebst die Arme in katzenhafter Anmut. Wiege dich sanft von einer Seite zur anderen wie ein Reh, das durch den Wald streift, und strecke die Arme nach oben, als wolltest du ein filigranes Geweih formen. Channele die geerdete Energie des Bären und verlagere dein Gewicht bei jeder Bewegung von links nach rechts und von rechts nach links. Ahme die Behändigkeit des Affen nach und strecke deine Arme aus, als wolltest du dich von Ast zu Ast schwingen. Zum Schluss stehst du aufrecht da wie ein Kranich und balancierst anmutig zuerst auf einem Bein und dann auf dem anderen.

4. Sobald du diese fünf Bewegungen ausgeführt hast, atmest du tief ein. Jetzt kannst du dich ins Bett legen und dich in deiner selbst gewählten Einsamkeit durch die schönsten Traumwelten hindurchnavigieren, die du je gesehen hast.

Wozu dieses Ritual dient und wie man es ausführt

Chinesische Heiler früherer Zeiten assoziierten mit diesen Bewegungen, die aus dem uralten System des Qigong stammen, Gesundheit, Vitalität und Gleichgewicht. Bei diesem Ritual möchte ich dich dazu einladen, vor dem Schlafengehen ein paar magische Bewegungen auszuführen, um deine stagnierende Energie zu aktivieren, indem du die fünf weisen Tiere der fernöstlichen Tradition nachahmst.

Schon seit Jahrhunderten beobachten taoistische Weise diese wertvollen Wesen und ahmen ihre Bewegungen nach in dem Verständnis, dass jedes dieser Tiere mit den Elementen in Verbindung steht, die uns Leben schenken. Außerdem sind sie eng mit unseren Emotionen verknüpft und repräsentieren verschiedene energetische Gaben. Diese Geschöpfe stehen für Stärke, Flexibilität, Macht, Vitalität und Gleichgewicht. Dadurch, dass wir ihre Bewegungen nachahmen, integrieren wir ihre Mystik in unser Leben und aktivieren uralte Erinnerungen an unsere Vorfahren aus dem Tierreich; und dabei steigen sehr viel mehr Informationen aus unserem Unterbewusstsein in uns auf, als wir uns vorstellen können. Die Bewegungen dieser fünf Tiere fördern Gesundheit und Langlebigkeit, erweitern unsere Blutgefäße und beugen Krankheiten vor, weil wir dabei dehnende, öffnende und beugende Bewegungen miteinander kombinieren und auf diese Weise alle Energiesysteme unseres Körpers in Einklang bringen.

Der Erfinder dieses Systems – der chinesische Weise Hua Tuo – hat diese Übungen entwickelt, um die wahren Ursachen von Krankheiten zu beheben. Stell dir bei diesen Bewegungen vor, dass alle Körperteile, die daran beteiligt sind, sich gemeinsam mit dem Rest deines Körpers in einem harmonischen Fluss bewegen und dich dadurch zu einem kohärenten Wesen machen. Überquere dabei elegant die Meridiane deines Körpers (die Autobahnen des Qi oder der Lebenskraft) und bringe Frieden, Zuversicht und Selbstvertrauen in alle deine Zellen hinein.

In der chinesischen Tradition wird der Tiger mit der Gallenblase in Verbindung gebracht und wirkt auf das Gefühl der Wut; der Hirsch wird mit Nieren und Blase assoziiert und wirkt auf das Gefühl der Angst; der Bär steht mit Milz und Magen in Verbindung und wirkt auf das Gefühl der Sorge; der Affe steht für Herz und Dünndarm und wirkt auf das Gefühl der Freude; und der Kranich repräsentiert Lunge und Dickdarm und wirkt auf das Gefühl der Traurigkeit.

Wenn du diese Tiere visualisierst und dich in ihrem Rhythmus bewegst, schüttelst du alles ab, was du nicht brauchst, beugst einschränkenden und zwanghaften Gedanken vor und befreist dich von den dunklen Ketten, die dich schon seit Jahrhunderten an die gleichen Parameter binden. Also fühle dich wie eine Tigerin, eine Hirschkuh, eine Bärin, ein Affen- und ein Kranichweibchen und nimm diese Symbole voller Freude auf deine nächtliche Reise mit (aber vergiss dabei natürlich niemals, dich selbst zu lieben).

Lass dich von diesen Krafttieren erobern: Übernimm ihre Bewegungen; fließe in ihrem Rhythmus dahin; visualisiere diese Tiere mitsamt ihrer mystischen Symbolik, damit sie auf deiner nächtlichen Reise das Steuer deines Schiffs übernehmen. Wenn du anfängst, von ihnen zu träumen, oder wenn sie in einem deiner luziden Träume auftauchen, heiße sie willkommen und schreibe alles auf, woran du dich erinnerst, sobald du aufwachst – denn sie sind Boten aus einer höheren Welt.

☆ RITUAL 49: HERRSCHERIN DES YIN

1. Lege dich ins Bett und schüttle deine Füße sanft, um eine Schwingung in deinem ganzen Organismus zu erzeugen. Fange ganz langsam damit an und lass diese Bewegung dann von deinen Füßen bis zum Scheitelpunkt deines Kopfes aufsteigen, sodass sie sich wie eine magnetische Welle ausbreitet. Lippen und Zunge bleiben dabei entspannt, damit die Schwingung auch wirklich alle Teile deines Körpers erreicht.
2. Denke daran, während dieses Rituals bewusst zu atmen, um den sanften Rhythmus deiner Bewegung mit der Rhythmik deiner Ein- und Ausatmung zu verbinden. Sobald du spürst, dass dein ganzer Körper aktiviert ist, stehst du langsam auf und trittst mit dem Rhythmus deines Herzens in Verbindung, das synchron zu deinem Atem schlägt.
3. Nun setzt du dich auf einen Stuhl oder aufs Bett und fängst an, die Mitte deiner rechten Fußsohle mit deinem linken Daumenballen zu massieren. Um die richtige Stelle zu finden, beuge deine Zehen leicht und setze dort an, wo eine Falte entsteht. Wiederhole diese Massage mit dem rechten Daumenballen an deinem linken Fuß.

4. Achte darauf, deine Fußsohlen mit kreisförmigen Bewegungen gegen den Uhrzeigersinn zu massieren. Das ist der Yin-Punkt deines Körpers, und eine Massage in dieser Richtung versetzt dich in einen Zustand der Ruhe. Massiere weiter, während du tief durchatmest: Mache bei jedem Einatmen und jedem Ausatmen fünf Kreise.
5. Sobald du damit fertig bist, stellst du deine Füße auf den Boden und achtest darauf, wie sie sich anfühlen. Schüttle deine Hände aus, um die Energie, die sich darin angesammelt hat, loszulassen, und beende das Ritual, indem du mit lauter, energischer Stimme den Yin-Aspekt deines souveränen Seins anrufst.

Wozu dieses Ritual dient und wie man es ausführt

Die gegensätzlichen, sich aber gleichzeitig auch ergänzenden Kräfte von Yin und Yang existieren in allem, was es gibt. Im Idealfall sollten sie sich im Gleichgewicht befinden: weibliche und männliche Energie, die miteinander tanzen (genauso wie das berühmte schwarzweiße Symbol der beiden ineinander verschlungenen Figuren) – stets in harmonischer Balance. Wenn unser Körper sich in seinem natürlichen Zustand der Homöostase befindet, ist unser System in ständigem Gleichgewicht, frei von abrupten Beschleunigungen, die uns an den Rand des Abgrunds bringen, oder plötzlichen Stillständen, die uns verwirrt und verletzt zurücklassen.

Um nicht in verschiedene Richtungen gezogen zu werden, fließen wir friedlich und ausgewogen dahin und bringen je nach Bedarf den männlichen oder weiblichen Teil unseres Wesens zum Vorschein. Um mit hundertprozentiger Klarheit zu erkennen, was jeweils erforderlich ist – um zur Herrscherin deines Yin zu werden und den weiblichen Aspekt deines Wesens in voller Entfaltung zu spüren –, brauchst du ein hoch entwickeltes Bewusstsein.

Für Klartraumerfahrungen, bewusste Ruhe, innere Weiterentwicklung und eine nächtliche spirituelle Praxis in der Zurückgezogenheit deines Betts, in dem du ganz alleine schläfst, ist ein Yang-Überschuss eines der größten Hindernisse: Der Geist kommt nicht zur Ruhe, die Gedanken sind turbulent, wir grübeln über die Vergangenheit und malen uns eine katastrophale Zukunft aus; wir bewegen uns durch die Welt, ohne unsere Lautstärke herunterzudrehen, ohne richtig zu Atem zu kommen – immer in Aktion, in ständiger Bewegung –, wir machen immer weiter, ohne zwischendurch einmal eine Pause einzulegen, und atmen nur noch flach und mechanisch. Das ist reines Yang, und es muss losgelassen oder zumindest abgeschwächt werden, damit der weibliche, intuitive und introspektive Gegenpart des Yin in den Vordergrund treten kann.

Bei diesem Ritual sollst du eine aufwärtsgerichtete, spiralförmige Bewegung von den Füßen bis zum Kopf ausführen. Schüttle die Energie, die sich in deinem Oberkörper angesammelt hat, sanft ab und lass sie durch deine Füße in die Erde fließen. Finde die Mitte deiner Fußsohlen – das Tor, durch das die Yang-Energie in die Erde zurückfließt. Stell dir vor, wie deine nackten Füße mit dem Boden in Kontakt treten, und visualisiere, wie das überschüssige Yang sich auflöst, verschwindet und einen fruchtbaren Boden für deine blühende Weiblichkeit zurücklässt: die Verkörperung der sinnlichen und göttlichen Venus.

Dieses Ritual ist ein Akt der Rebellion gegen eine jahrtausendealte Struktur, die von uns Frauen verlangt, produktiv, aktiv, maskulin, extrovertiert und selbstbewusst zu sein – das typische Bild der »Wonder Woman« oder »Kriegerin«, die ihre Yin-Energie unterdrückt und ihre Weiblichkeit in eine dunkle Ecke verbannt hat. Dieses Ritual kann sie wieder hell erstrahlen lassen, damit du unvergessliche nächtliche Erfahrungen machen und eine körperliche und emotionale Intelligenz entwickeln kannst, die dich in deinen Träumen auf höhere Bewusstseinsebenen emporhebt.

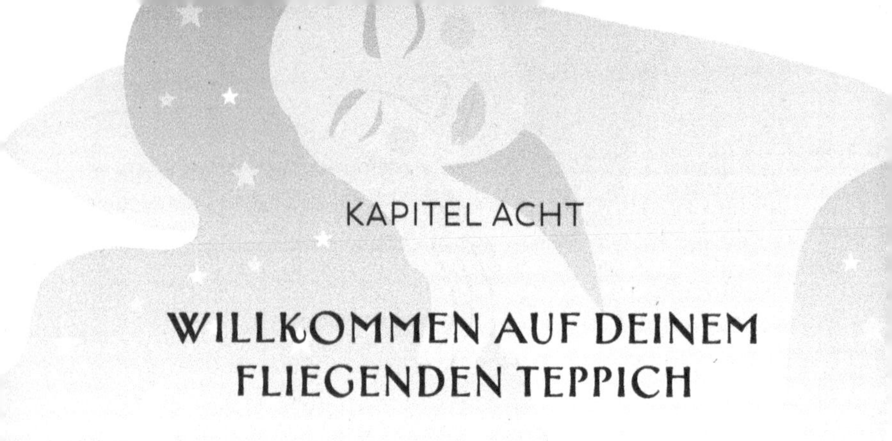

KAPITEL ACHT

WILLKOMMEN AUF DEINEM FLIEGENDEN TEPPICH

Die List und Intelligenz einer Frau retten ihr das Leben, als sie beschließt, dem Sultan jede Nacht eine Geschichte zu erzählen – eine Geschichte, die bis zum Morgengrauen weitergeht und nie ein Ende findet … Alles bleibt in der Schwebe; das Schicksal der Figuren und der Fortgang des Geschehens sind unbekannt.

Die Worte »Fortsetzung folgt« flimmern in verlockenden bunten Farben vor den Augen des Sultans. Er bringt es nicht über sich, sie zu töten, weil seine Neugier auf den Ausgang der Geschichte stärker ist als seine Mordlust. Nacht für Nacht – tausendundeine Nacht lang – zieht sie ihn mit ihren endlosen Erzählungen in ihren Bann. Sie verwebt Geschichten, Fabeln und Anekdoten über stolze Königreiche, Figuren, die mit der höchsten Quelle allen Seins in Verbindung stehen, Seelenalchemisten, Flaschengeister und Zauberteppiche miteinander, die die Figuren – ohne dass sie es merken – von Universum zu Universum transportieren. Ein wahres Wunderwerk aus Quantenwelten, komplexen Dimensionen und kunstvoll verschlungener sakraler Geometrie – ein bunter Teppich aus Geschichten von Seeleuten, Bettlern, spirituellen Meistern, liebevollen Energien und sexueller Leidenschaft.

Scheherazade verstrickt Sultan Shahryar gekonnt in arabische Nächte voller Geschichten und Legenden und zähmt so – einzig und allein mit der Macht ihrer Worte – eine skrupellose Bestie. In dem Märchen heißt es, dass dieser Mann alle seine Geliebten nach einer Nacht voller Leidenschaft tötete, weil er einmal von einer Frau betrogen worden war; getrieben von diesem Impuls, ermordete er sie alle ohne Reue. Dieser Mann – sehr maskulin, ein mächtiger Herrscher, mit einem gigantischen Ego und tief in seinem Stolz verletzt – fand keinen anderen Weg, Frauen unter seine Kontrolle zu bringen, als sie zu töten. Seine Rachsucht kannte keine Grenzen; abgetrennte Köpfe säumten seinen Weg.

Was ich dir hier erzähle, ist nichts Neues: Die Macht einer Frau ist so unermesslich, dass ein Mann, dem es an Gewissen und Bescheidenheit fehlt, nur eine einzige Möglichkeit sieht, mit ihr umzugehen – er muss ihre Existenz beenden, sie verschwinden lassen, sie demütigen, sie verstecken, ihren Körper zerstören und ihre Stimme zum Schweigen bringen. Doch Scheherazade – intelligent, listig und ohne Zorn – wird zum höchsten Symbol für die Macht einer Frau, die sich von ihrem Herzen leiten lässt, sich sanft behauptet und ihr Leben einzig und allein durch den Zauber ihrer Stimme rettet. Die Zauberklänge, die aus ihrer Kehle kommen, die spannenden Wendungen ihrer Geschichten und ihre grenzenlose Vorstellungskraft zähmen den Sultan, der schließlich von der Liebe besiegt wird und die Größe dieses weiblichen Wesens erkennt, das ihn mit fantastischen Geschichten füttert.

Diese Allegorie trifft auf alle Lebensbereiche zu. Frage dich einmal: Wer ist dein Scharfrichter, und wie kannst du ihn zähmen? Wer ist dein Sultan, und wie kannst du ihn so lange in Schach halten, bis er der Macht der Liebe erliegt? Beschäftige dich mit diesen Fragen und versuche, sie aus dem Innersten deiner Seele heraus zu beantworten. Der Bösewicht muss nicht unbedingt ein Mann oder irgendein anderes Wesen aus Fleisch und Blut sein. In den meisten Fällen bist du deine eigene Mörderin – die Architektin deiner eigenen Selbstabwertung und selbst auferlegten Grenzen –, die dein Licht so lange blockiert, bis du die Scheherazade in deinem eigenen Inneren findest.

Es ist so schön, wenn du sie zum Vorschein kommen und sprechen, tanzen und sich zeigen lässt – wenn sie ohne jede Angst ihre Flügel ausbreiten und alle Hindernisse überwinden kann. Die Scheherazade, deren Herz in dir schlägt, muss ihre besonderen Gaben und Eigenschaften zeigen, damit du die Geschichte deines Lebens ändern und mit deiner Mission und Vision in Kontakt treten kannst, ohne Angst vor Scharfrichtern, Schwarzmalern und Neinsagern haben zu müssen.

Nun ist es höchste Zeit für dich, eine neue Geschichte zu sticken und zu weben und ohne Sicherheitsgurt auf den Zauberteppich deiner heiligen, göttlichen Nacht zu steigen.

☆ RITUAL 50: AKTIVIERE DEIN *ISHINFURAN*

1. Du kannst bei diesem Ritual entweder auf dem Thron (siehe Ritual 6 auf Seite 52; dort findest du eine Anleitung zum Bauen deines Throns) neben deinem Bett sitzen oder dich gleich ins Bett legen. Setze dich hin und atme in deinen Bauch hinein, während du dein Herz mit der rechten Hand berührst. Spüre deinen Herzschlag und seinen Rhythmus.
2. Berühre gleichzeitig mit der linken Hand deine Stirn und nimm die Verspannungen in deinem Körper wahr. Denke daran, deine Schultern nach unten sinken zu lassen, damit der Sauerstoff ungehindert zirkulieren kann.
3. Atme gleichzeitig durch beide Hände und durch die Körperregionen, die du mit deinen Händen berührst, als würde die Luft durch diese Ankerpunkte, die dich mit deinem Körper verbinden, hinein- und wieder hinausströmen.

4. Während du weiter auf diese Weise atmest und dabei die Berührung deiner Hände auf Herz und Stirn spürst, sprichst du mehrmals das japanische Wort *Ishinfuran* aus. Sage es beim Ein- und Ausatmen laut oder in Gedanken vor dich hin.
5. Praktiziere das so lange, bis du dich ganz ruhig fühlst. Dann kannst du deine Hände locker lassen und ausschütteln.

Wozu dieses Ritual dient und wie man es ausführt

Das japanische Konzept *Ishinfuran* bedeutet »wenn Herz und Verstand am selben Ort sind«. Dieses Wort in deinem Inneren zu aktivieren – und zwar mit Seele und Verstand, Gehirn und Herz und ungeteilter Aufmerksamkeit –, ist wichtig, um höhere Zustände der Gnade zu erleben und deinen Körper in seiner ganzen Fülle zu spüren.

Wenn du dieses Wort aussprichst, aktiviert seine Schwingungsqualität die Einheit aller Teile. Du trittst mit deiner heiligen Großartigkeit in Verbindung und schließt einen Pakt der Selbstliebe und Selbstfürsorge mit dir selbst.

So wie unserer Heldin Scheherazade, die mit ihren Worten Gefahren bannte, bietet dieses Ritual dir die Möglichkeit, dich von Verben und Adjektiven zu befreien, die auf einer niedrigen Frequenz schwingen, und in eine höher entwickelte Seinsebene einzutreten, in der Geist und Herz sich in einem Zustand der Kohärenz befinden. Denke daran, dass diese Reise auf dem fliegenden Teppich kostenlos und allen Menschen zugänglich ist; aber du musst die richtigen Wetterbedingungen für deinen Flug schaffen. Bei stürmischem Wetter wird die Freude am Fliegen dadurch getrübt, dass dein Körper sich permanent anspannen muss; wenn du dagegen den *Ishinfuran*-Prozess aktivierst, kannst du dich ohne Ängste und ohne jede Aufregung vom sternenklaren Kosmos der göttlichen Nacht davontragen lassen. Höre auf deine innere Stimme, achte auf deinen inneren Dialog und sei fest entschlossen, dem Leid keine Nahrung zu geben.

Ishinfuran – dieses magische Wort ist ein Anker, der dafür sorgt, dass du nicht von deinem Ziel abweichst. Schon diese eine Veränderung in deinem Narrativ kann deinem ganzen Leben eine neue Richtung geben. Die fragile »Realität«, in der du lebst, ist lediglich ein Produkt deiner eigenen Wahrnehmung und beruht auf Gewohnheiten und Entscheidungen. Daher sind es auch deine eigenen Entscheidungen, die dich in Sekundenschnelle ins Paradies oder in die Hölle bringen können. Wenn du die Schlüssel zu deinem Schicksal in der Hand hältst, wird dir klar, dass jeder Augenblick einen tiefen Sinn hat: Deine Entscheidungsfreiheit wird zu einer übermenschlichen Fähigkeit. Also tauche in die Verbindung mit deinem *Ishinfuran* ein und lass die Kohärenz zwischen Herz und Gehirn – diese transformative Achse – zu deinem Leitstern werden, wenn du auf deinem Zauberteppich ins Reich der Klarträume fliegst.

☆ RITUAL 51: DREIFACHE UMARMUNG

1. Setze dich in einer bequemen Position aufs Bett. Schließe die Augen und beginne, bewusst zu atmen, während du die rechte Hand auf der Höhe der Rippen an deine linke Seite legst.
2. Gleichzeitig umfasst du mit der linken Hand deinen rechten Ellbogen. Beide Körperteile passen genau in deine Hände hinein, sodass du dich in dieser Haltung rundum wohl und entspannt fühlst.
3. Atme ein paarmal langsam ein und wechsle dann die Position – jetzt berührt deine linke Hand die Rippen auf der rechten Seite, und die rechte Hand berührt den linken Ellbogen.
4. Nachdem du das auf jeder Seite mindestens fünf Atemzüge lang wiederholt hast, atmest du noch ein paarmal ein und aus, bis du dich wirklich ruhig fühlst. Dann lässt du die Arme wieder sinken und legst dich ruhig und gelassen ins Bett.

Wozu dieses Ritual dient und wie man es ausführt

Diese uralte Technik dient dazu, starke Emotionen, die dich verwirren und überwältigen, zu beruhigen und zu erden. Wir müssen die schrille Lautstärke dieser Emotionen herunterdrehen, umkanalisieren und neu erfinden. Diese Selbstumarmung aktiviert drei wichtige Energiezentren in deinem Körper: das obere Zentrum, das Gehirn, Herz und Lungen umfasst (den sogenannten oberen Erwärmer); das mittlere Zentrum, das aus Leber, Nieren, Magen, Bauchspeicheldrüse und Milz besteht (den mittleren Erwärmer); und das untere Zentrum aus Dünndarm, Dickdarm, Blase und Geschlechtsorganen (den unteren Erwärmer).

In der traditionellen chinesischen Medizin steuert dieser Meridian, den man als *Sanjiao* (»dreifachen Erwärmer«) bezeichnet, die ursprüngliche, primitive Reaktion, in die unser Körper verfällt, wenn wir mit gewaltsamen Situationen oder Stressfaktoren konfrontiert werden: Wir erstarren, verteidigen uns oder ergreifen die Flucht. Durch diese Selbstumarmung an Rippen und Ellbogen, die du mit deiner Atmung synchronisierst, beruhigst du den dreifachen Erwärmer auf natürliche, ganzheitliche Art, dämpfst die Stressreaktion deines Körpers und beschränkst die negativen Auswirkungen, die sie auf dein allgemeines Wohlbefinden hat, auf ein Minimum. Du kehrst wieder zu dir selbst und deinen starken Selbstheilungskräften zurück und aktivierst deine innere Apotheke. Hier werden deine Entwicklung und deine Denkprozesse nicht von Konkurrenzgeist, sondern von Kooperation geprägt. Deine Gedanken, Ideen und Erkenntnisse spielen für die Aufrechterhaltung deines Gesundheitszustands eine wichtige Rolle.

Du kannst dein Bett zu einem fliegenden Teppich machen, um in die Welt der Träume hineinzufliegen. Völlig frei von Ängsten kannst du dich dieser Erfahrung ganz hingeben und in deiner Innen- und Außenwelt genau den Raum schaffen, den du für diese Reise brauchst. Atme durch deine dreifache Umarmung in diese drei Bereiche deines Körpers hinein, während du den Plan für deinen Flug in die Unendlichkeit ausarbeitest.

☆ RITUAL 52: APPLAUDIERE DIR SELBST

1. Bevor du schlafen gehst, stell dich neben dein Bett und spende dir selbst Beifall. Applaudiere dir, feiere dich und juble dir in den höchsten Tönen zu.
2. Beginne ganz langsam mit dem Beifallklatschen und spüre dabei deine Handflächen, deine Finger, die Zwischenräume zwischen den Fingern und die Reibung zwischen deinen Händen.
3. Stell dir deinen Triumph, deinen Erfolg und alles, was du dir wünschst und was du brauchst, bildlich vor. Steigere das Tempo deines Applauses und spüre, wie dein Herzschlag sich dabei beschleunigt.
4. »Überliste« deinen Geist, indem du negative durch konstruktive Gewohnheiten ersetzt und bessere Entscheidungen triffst. Wiederhole dabei unter ständigem Klatschen: »Ich bringe mir Standing Ovations dar – einfach, weil ich so bin, wie ich bin. Das habe ich verdient. Ich klatsche mir selbst Beifall!«
5. Achte auf die Gedanken und Emotionen, die während dieses Rituals in dir aufsteigen, ohne sie zu bewerten oder dich bei deinem Applaus zu unterbrechen. Finde heraus, ob dein Geist automatisch zu Selbstkritik neigt oder ob der Beifall, den du dir selbst spendest, dir ein Gefühl von Trost und Zugehörigkeit vermittelt.
6. Nach ein paar Minuten verlangsamst du das Tempo des Beifallklatschens, hörst schließlich ganz damit auf und schüttelst deine Hände aus, um die Energie, die du erzeugt hast, mit dem ganzen Universum zu teilen. Stell dir aus diesem Zustand der Selbstliebe heraus vor, auf einem Podium zu stehen. Dann legst du sanft deinen Kopf aufs Kissen und gibst dich dem Schlaf hin.

Wozu dieses Ritual dient und wie man es ausführt

Hast du dir schon einmal selbst applaudiert? Deiner eigenen Existenz Standing Ovations dargebracht, so wie du es bei deinem Lieblingskünstler tun würdest?

Bring dir selbst Ovationen dar.
Bring dir selbst Ovationen dar.
Applaudiere dir selbst.
Applaudiere dir selbst.
Schmücke dich mit Lorbeeren.
Häng dir deine Medaille um den Hals.
Steig aufs Podium.
Gründe einen Fanklub zu deinen Ehren.
Bring dir selbst Ovationen dar.
Bring dir selbst Ovationen dar.
Schmücke dich mit Lorbeeren.
Häng dir deine Medaille um den Hals.
Steig aufs Podium.
Gründe einen Fanklub zu deinen Ehren.
Stehende Ovationen für dich – einfach, weil du so bist, wie du bist.
Bring dir selbst Ovationen dar.
Bring dir selbst Ovationen dar.
Stehende Ovationen für dich – einfach, weil du so bist, wie du bist.
Verkünde dein Lob von allen Dächern herab.
Teile es mit anderen.
Poste es in den sozialen Medien.
Es ist höchste Zeit, dir selbst zu applaudieren.
Du hast es verdient.
Stehende Ovationen für dich.
Bewundere dich selbst und zolle dir Anerkennung.
Stehende Ovationen für dich – einfach, weil du so bist, wie du bist.
Weil du so bist, wie du bist.

Alle Formen des Selbstlobs wurden von unserer Religion, unserer Erziehung und anderen Schemata, die man uns auferlegt hat, verurteilt; daher kannst du die Freude, die es einem bringt, sich selbst zu ehren, nun gar nicht mehr empfinden. Aber du sollst dich selber ehren – nur du allein, ganz ohne Publikum und ohne dass jemand eine Feier für dich organisiert. Genieße den wilden, schönen Akt, dich selbst zum Singen und Tanzen aufzufordern; dir eine Medaille um den Hals zu hängen und einen Preis entgegenzunehmen, während du dir selber applaudierst. Genau dazu lädt dieses Ritual dich ein – im Rhythmus der Bachata, als würdest du eine private Party zur Feier deiner eigenen Existenz geben.

Die Energie zur Selbstliebe aufzubringen, ist *deine* Aufgabe. Niemand wird sie dir abnehmen; und diese Absicht zu aktivieren, bevor du in einen luziden Traum eintrittst, ist so ziemlich das Großartigste, was du tun kannst – nicht als rein verstandesmäßige Idee, sondern als poetischer Akt für dich selbst.

Während deiner einsamen Nacht, in der du das Vergnügen des Alleinschlafens genießt, wirst du auf einem fliegenden Teppich dahinschweben und eine freudige Energie verspüren – eine tiefe Gewissheit deiner höchsten Existenz, die es verdient, von den Dächern herab verkündet und mit Standing Ovations gefeiert zu werden. Nutze dieses Ritual, um dich zu feiern: Wenn du dir selber applaudierst, schüttet dein Körper Glückshormone aus, stagnierende Energie kommt in Bewegung, du aktivierst Meridiane in deinen Händen, die sich miteinander verbinden, wenn sie berührt werden, erweiterst deinen eigenen Klang und kehrst zu den Ursprüngen deiner Vorfahren zurück – zu längst vergangenen Zeiten, als wir noch in Stämmen zusammenlebten und singend ums Feuer herumtanzten.

Wenn du dir selber applaudierst, entsteht dabei ein ganz neues Instrument: deine Stimme. Denn Applaus und Gesang gehen natürlich Hand in Hand. Wenn du dich auf dieses Ritual einlässt, bei dem du dir selber Beifall spendest, wirst du innerhalb kürzester Zeit auch anfangen zu singen – das geht fast wie von selbst. Gib Gas, auch wenn dein Verstand versucht, dich zu sabotieren und zum Aufhören zu bewegen. Applaudiere dir selbst so lange, bis du dein größter Fan, dein eigenes Rockidol, deine Lieblingsschauspielerin bist. Die Astralreise, die du in deinem einsamen Bett antrittst, erfordert viel Glück und Freude – und dieses Ritual ist der Schlüssel dazu. Steig auf das Podium, gründe deinen Fanklub, und vor allem ... träume schön!

☆ RITUAL 53: SUCHE NACH EINER NÄCHTLICHEN ZUFLUCHTSSTÄTTE

1. Nimm dir, bevor du in tiefen Schlaf fällst, ein bisschen Zeit, um dir eine Zufluchtsstätte vorzustellen. Was bedeutet dieser sichere Zufluchtsort für dich? Wie sieht er aus? Ist es ein Ort, eine Person, eine Situation oder ein bestimmter Augenblick in deinem Leben?
2. Suche Zuflucht, Schutz, Fürsorge und Aufmerksamkeit und sei dabei vollkommen präsent. Bitte zunächst um Zuflucht bei einem höheren Wesen, einer Gottheit, an die du glaubst. Sage: »Ich suche Zuflucht bei ...« und nenne den Namen der Gottheit.
3. Und nun suchst du Zuflucht in der Natur, bei den Kräften der Sonne und des Mondes, bei den Himmelsrichtungen und Elementen, die dich zum Menschen machen. Bitte um diesen Schutz und sprich deine Bitte klar und deutlich aus.
4. Suche auch Zuflucht in deiner Gemeinschaft, bei deinen Freunden, deiner Familie und deinen Lieben – egal, ob sie noch leben oder nicht. Suche Zuflucht bei der Weisheit deiner Vorfahren und ihrer erstaunlichen Widerstandsfähigkeit, ohne die du nicht am Leben wärst (und dich somit auch nicht an sie erinnern könntest). Nenne jede einzelne Person, an die du deine Bitte richtest, beim Namen.

5. Zum Schluss dieses Rituals suchst du Zuflucht bei dir selbst – bei deinem höheren Selbst, deinem Verständnis und deiner Weisheit, deinen positiven Eigenschaften und Bestrebungen. Sage deinen Namen und bitte um Zuflucht in der absoluten Gewissheit, dass du sie dir gewähren kannst. Nun kannst du dich dem Schlaf hingeben im Vertrauen darauf, dass du auf deiner nächtlichen Reise und bei allem, was dir widerfährt, wenn du am nächsten Morgen aufwachst, vollkommen geschützt bist und liebevoll umsorgt wirst.

Wozu dieses Ritual dient und wie man es ausführt

Man hat uns nicht beigebracht, um etwas zu bitten. Wir wurden darauf konditioniert, zu geben, stets verfügbar zu sein und den Menschen, zu denen wir eine Beziehung haben – Familienangehörigen, Kollegen, Haustiere, *allen* –, ein Zufluchtsort zu sein. Um Zuflucht zu bitten, ist ein erhabener Akt spirituellen Wachstums. Dazu musst du dich von vielen Gewohnheiten und Frequenzen, die man dir auferlegt hat, befreien, denn dieser Akt holt dich aus deiner kleinen, beengenden Sicht auf die Welt und dich selbst heraus. Im Buddhismus besteht eine der wichtigsten Praktiken darin, Zuflucht bei drei Instanzen zu suchen – Buddha (dem höchsten Wesen), dem Dharma (der Lehre) und der Sangha (der Gemeinschaft von Gleichgesinnten) – und sie in unserem Herzen zu spüren, ohne daran zu zweifeln, dass wir eines Tages zur Erleuchtung gelangen werden.

Dadurch, dass du bei diesem Ritual um Zuflucht bittest, bereitest du deinen Geist, deinen Körper und deine Seele darauf vor, etwas Neues zu empfangen, in deinem täglichen Leben eine andere Erfahrung zu machen als bisher, indem du diesen bewussten Akt vollziehst, der Selbstmitgefühl in dir weckt. Dieses ungeheuer große und schöne Mitgefühl hat nichts mit Schuld, Scham oder Klagen zu tun, sondern entspringt deiner tiefen Sehnsucht nach Schutz, Zuflucht und Fürsorge, um die zu bitten du ein Recht hast.

Durch die Visualisierung der Wesen, bei denen du Zuflucht suchst, entstehen neue Nervenverbindungen, Stressfaktoren werden abgebaut, und du lernst, deine Bitten so zu formulieren, dass deine Bedürfnisse darin klar und deutlich zum Ausdruck kommen. Außerdem kannst du dich dadurch während des Schlafs mit der Zeit immer besser verstehen. Dieses Ritual ist ein Gebet – eine Bitte, die nicht aus irgendwelchen Büchern oder Kursen stammt, sondern die du selbst formulierst. Aktiviere die stagnierenden Bereiche deines Lebens, bei denen du das Gefühl hast, dass die Energie nicht richtig fließt, sodass du in deinem Wachleben keine schönen Erfahrungen machen kannst, lege dich auf deinen fliegenden Teppich und begib dich auf die Reise.

Bittet, und euch wird gegeben, heißt es in der Bibel. Sprich deine Bedürfnisse aus; und sobald diese Worte deine Lippen verlassen und sich in Atem verwandeln, werden sie Wirklichkeit. Erzähle deine Geschichten und stell deine Fragen, aber vor allem: Wenn du um etwas bitten möchtest, dann tue es ohne Scham. Denn diese Praxis, der du dich an deinem heiligen Zufluchtsort hingibst, dient nicht nur deinem Wohlbefinden oder deiner Beruhigung – sie soll auch deine Selbstwahrnehmung und deine Beziehung zur Welt von Grund auf verändern. Dadurch trittst du allmählich aus der Illusion der Unwissenheit heraus und wirst zu einer Novizin in der Welt der Freiheit.

☆ RITUAL 54: DAS LÄCHELN DES HERZENS

1. Stell dich neben dein Bett und konzentriere dich auf das Gefühl deiner Füße auf dem Boden. Atme langsam ein, während du deine Arme und Hände nach oben streckst, und achte darauf, dass das Einatmen genau mit dem Heben deiner Arme zusammenfällt, um eine gewisse Kohärenz und Synchronisation zu erreichen. Während du die Arme hebst, stellst du dir vor, dass du Leben und Luft

in dich hineinfließen lässt, dich von Grund auf erneuerst und alles in dich aufnimmst, was du brauchst.

2. Beim Ausatmen lässt du Arme und Hände langsam wieder sinken, und zwar so, dass deine Handflächen zum Körper zeigen. Stoße dabei den Laut »hiiiiiiiiiiii« aus.
3. Visualisiere, wie schwere, stagnierende, verwirrte Energie durch deine Hände in Richtung Boden abfließt. Gib alles, was dir nicht mehr guttut, in einem Akt sofortiger Selbstreinigung an die Erde zurück.
4. Wiederhole dies siebenmal und spüre, wie dein Geist und dein Körper sich von Atemzug zu Atemzug immer mehr entspannen und wie du bei jedem Ein- und Ausatmen alles in dich hineinlässt, was du brauchst, und alles loslässt, was losgelassen werden muss.
5. Sobald du das siebenmal getan hast, legst du die Hände auf dein Herz (ich empfehle, mit der linken Hand deine Brust zu berühren und die rechte Hand dann auf die linke zu legen). Atme in die Mitte deines Brustkorbs hinein und stell dir vor, wie sich in diesem Bereich deines Körpers ein Lächeln ausbreitet, das von Herzschlag zu Herzschlag immer breiter und strahlender wird.
6. Dann als Nächstes erzeugst du nun bei jedem Ausatmen den Laut »haaaaaaaaaaaaaaaaa«, den du so lange hältst, wie deine Ausatemphase dauert. Visualisiere, wie dieser Klang die Frequenz des elektromagnetischen Feldes deines Herzens öffnet. Danach kannst du deinen Kopf sofort aufs Kissen legen und dich auf einen wunderbaren Soloschlaf vorbereiten. Viel Spaß dabei!

Wozu dieses Ritual dient und wie man es ausführt

Klang ist die Essenz, die tiefgründige Quelle der Schöpfung und Heilung. Er ist die fortschrittlichste Medizin, die du einzig und allein mit deiner Stimme erschaffst und erzeugst – eine Sinfonie aus hochfrequenten Schwingungen, die in all deinen Zellen nachklingen. Dadurch werden die Energiezentren deines Körpers belebt und gestärkt, sodass du dich auf ein Leben in Wohlbefinden einlassen und dich von den Fesseln der Narrative befreien kannst, in denen es immer nur um Unbehagen und Schuldgefühle geht. Gleichzeitig beschäftigt sich dein Geist auf diese Weise mit einer neuen Aufgabe, die nicht vom Verstand, sondern von der Weisheit deines Herzens gesteuert wird.

Wenn du diese Laute in harmonischem Gleichklang mit deinem Atem und deinen Bewegungen erzeugst, integrierst du zwei große Wellen mit einer Transzendenz, die über den Verstand hinausgeht. Diese Wellen wecken dein Unterbewusstsein und laden die grenzenlose Welt in deinem Inneren dazu ein, im Mittelpunkt des spektakulärsten Traumflugs zu stehen, den du dir vorstellen kannst.

Das Ritual beginnt mit dem Laut »hiiiiiiiiiiii«. Diese Schwingung hallt in dir nach, harmonisiert die inneren Organe, die eng mit deinem Vagusnerv in Verbindung stehen, und bringt sie ins Gleichgewicht. Bei jeder Wiederholung dehnen Herz und Lungen sich aus, dein Verdauungssystem erreicht eine optimale Temperatur, und deine Beckenregion entspannt sich, wodurch eine tiefe Verbindung zwischen Gebärmutterhals und Kehlkopf entsteht. Wenn du deine Arme bewegst und tief durchatmest, während du diese Schwingung aussendest, öffnet sich der obere Teil deines Körpers für ein tieferes Verständnis, das dich in deiner Selbstwahrnehmung und Zielstrebigkeit bestärkt. Deine Gelenke fühlen sich leichter an und werden von Giftstoffen und Entzündungsprozessen befreit.

In der zweiten Phase des Rituals weckt der Laut »haaaaaaaaaa« die angeborene Melodie deines Herzens. Wenn du diese Schwingung erzeugst, dehnt sich das elektromagnetische Feld deines Herzens aus, und du spürst ein sofortiges Wohlbefinden in deinem ganzen Körper. Das Aussprechen dieses »haaaaa«-Lauts führt deinen Geist zum zentralen Kanal deines Körpers – dem Kanal des Herzens – hin, bringt dich auf positive Gedanken und stimmt dich auf ein andachtsvolles Chanten ein. Dieser Laut und seine Schwingung bringen dein Innerstes zum Lächeln, verändern dich auf physischer Ebene und verwandeln dein Herz in ein Leuchtfeuer der Freude und des Wohlbefindens.

Deine Bewegungen und die Laute, die bei diesem Ritual aus deiner Kehle kommen, werden zum Steuerruder deines fliegenden Teppichs. Sie werden dir bei der nächtlichen Reise deiner Seele, die dich in ein noch nie da gewesenes, leuchtendes, grenzenloses Reich führt, als Orientierungshilfe dienen. In diesem Reich wirst du viele Antworten finden und eine ganz neue Art der Selbstliebe entdecken.

☆ RITUAL 55: *VIPARITA KARANI MUDRA*

1. Suche dir einen Platz auf deinem Bett, wo du dich bequem hinlegen, beide Beine nach oben strecken und ans Kopfende des Betts oder an eine Wand lehnen kannst. Hebe deine Beine mühelos an und halte diese Position ein paar Minuten lang (am besten fünf bis sieben).
2. Bleibe in dieser Position und atme tief durch. Du kannst die Arme dabei neben deinen Körper oder die Hände leicht auf deinen Bauch legen. Das ist eine gute Gelegenheit, um ein paar Mantras aus Kapitel 3 vor dich hin zu sprechen. Während du in dieser Haltung daliegst, wirst du spüren, wie sich die Durchblutung deiner Beine aufgrund ihrer angehobenen Position, bei der deine Fußsohlen zur Decke zeigen, verändert.
3. Sobald du dich vollkommen entspannt fühlst und deine Beine neue Energie getankt haben, senkst du sie langsam wieder ab, bringst deinen Körper in eine waagerechte Position und gibst dich dem Schlaf hin.

Wozu dieses Ritual dient und wie man es ausführt

Diese Yogapose, die so alt ist wie die allerersten Texte der Yogadisziplin, bringt deinem Körper, deinem Geist und deiner Seele viele Vorteile: Wenn du dich auf den Kopf stellst, bringst du das, was normalerweise unten ist, nach oben; du kehrst Körperfunktionen um und trittst aus Narrativen heraus, in denen immer alles gleich ist. Im Sanskrit bedeutet *viparita* so viel wie »auf den Kopf gestellt«, und *karani* heißt »in Aktion«; diese Pose kehrt also Körperflüssigkeiten um, bringt sie ins Gleichgewicht und unterstützt damit den Fluss des *prana* – der Lebensenergie – durch alle Kanäle deines Körpers. In mentaler Hinsicht bietet sie dir eine neue Perspektive; du kannst deine Beine und Füße in dieser Haltung buchstäblich aus einem anderen Blickwinkel betrachten, als würdest du auf der Luft gehen. Mit den Beinen nach oben und dem Kopf nach unten kannst du deine Perspektive erweitern und eine überraschende Welt entdecken.

Dadurch, dass wir bei *viparita* die natürliche Ordnung unseres Körpers umkehren, fließt neues, sauerstoffreiches Blut in unsere oberen Extremitäten, und der Durchfluss der Lymphflüssigkeit, die unseren Körper reinigt und regeneriert und Bakterien und Parasiten aus dem Blut entfernt, wird angeregt. Außerdem wird der Druck vom unteren Rückenbereich genommen, den Nieren wird lebenswichtiger Raum gegeben, und Entzündungen sowie auch Flüssigkeitsansammlungen in Füßen, Knöcheln und Beinen werden geheilt. Du bringst mit dieser Übung also nicht nur dein Lymphsystem in Schwung, sondern tust gleichzeitig auch etwas für dein glymphatisches System (siehe Ritual 43 auf Seite 180), denn durch das Anheben der Beine und das Auf-dem-Kopf-Stehen trägst du zu einem Reinigungsprozess bei, der während des Schlafs stattfindet.

Auf diese Weise wirst du zu einem Reservoir für ein erweitertes Bewusstsein – du wirkst aktiv an den Prozessen mit, die in deinem

Unterbewusstsein und deinem autonomen Nervensystem ablaufen. Wenn du dich in dieser Position entspannst, verlangsamt sich deine Atmung unweigerlich und signalisiert deinem Vagusnerv damit, dass du dich sicher und ruhig fühlst. Dadurch wird dein parasympathisches Nervensystem, das für Ruhe und Ausgeglichenheit zuständig ist, auf wunderbare Weise aktiviert und sendet positive, liebevolle Botschaften an dein Gehirn, deinen Hals, dein Herz und dein Zwerchfell. Diese Position wirkt sich sogar auf deinen Darm aus und verbindet deine drei Intelligenzzentren miteinander. Als Yogapose und *mudra* (symbolische Geste, die die Energie deines feinstofflichen Körpers auf eine höhere Ebene emporhebt) ist dieses Ritual ein göttliches Werkzeug, mit dem du deine Lebensenergie steigern, dich von melancholischen und depressiven Zuständen befreien und ohne Angst auf deinen Zauberteppich steigen kannst.

Warnung: Wenn du gerade deine Periode hast, schwanger bist oder unter Bluthochdruck leidest, solltest du auf diese Pose verzichten. Wenn du sie aber machen darfst, dann genieße sie in vollen Zügen!

☆ RITUAL 56: DAS LICHT DER WELT

1. Zünde in deinem Zimmer, wo dein Bett für die angenehmste Reise deines Lebens vorbereitet ist, eine Kerze an und stelle sie in deine Nähe.
2. Achte darauf, dass diese Kerze, die die Dunkelheit deines Schlafzimmers erhellt, die einzige Lichtquelle in deiner Umgebung ist, damit du ihre Wirkung sehr genau spüren kannst.
3. Atme tief durch und nimm deine Gedanken und Emotionen wahr, während du beobachtest, wo sich diese Kerze in dir widerspiegelt.
4. Stell dir vor, wie das Licht deiner höheren Wesen, spirituellen Meister, Führer oder Gurus von der Kerze ausgeht, und bitte sie,

dir Wege zu zeigen, dir Zeichen zu geben und sich zu manifestieren.

5. Bevor du schlafen gehst, schau in das Licht, damit es auf deiner Netzhaut bleibt. Bitte um Führung und um das Erscheinen der Lichtfrequenz in allen Bereichen deines Lebens. Für deine luziden Träume kannst du das Erscheinen dieses Lichts vorwegnehmen, damit es sich auf alle ausdehnt, die es brauchen. Das Licht ist nicht nur zu deinem Nutzen, sondern auch zum Nutzen deiner Mitmenschen da.

Wozu dieses Ritual dient und wie man es ausführt

Der Symbolik des Lichts wohnt eine enorme Kraft inne (du kannst diese Übung mit Ritual 5, *Trataka*, auf Seite 50 kombinieren). Dazu gehört alles Mögliche – von der einfachen Flamme einer Kerze bis hin zu Lampen, Leuchten oder Beleuchtungssystemen. Licht steht für das Heraustreten aus der Dunkelheit. Außerdem symbolisiert es Optimismus (was sich zum Beispiel in der berühmten Metapher vom »Licht am Ende des Tunnels« zeigt) und den Sieg der Klarheit, wenn die Schleier des Geistes und des Herzens gelüftet werden. Kerze, Flamme und Feuer werden schon seit Beginn der Menschheitsgeschichte mit Bewusstsein und der Fähigkeit assoziiert, das Licht des Lebens, der Hoffnung, der Kreativität und der Verbindung mit dem Göttlichen zu bewahren. Deshalb spielen Kerzen in allen Tempeln, Kirchen und Gebetsstätten so eine wichtige Rolle: weil sie dich an dein wahres Wesen erinnern und gleichzeitig die Geburt einer Idee – den göttlichen Funken auf der Suche nach dem Weg der Authentizität – darstellen.

Bei diesem Ritual sollst du die Flamme als Inspiration und Fokussierungspunkt nutzen. Mit ihrem strahlenden Licht kannst du deine höheren Führer dazu einladen, dich zu begleiten, wenn du dich auf deine nächtliche Reise zu einem höheren Bewusstseinszustand begibst. Rufe in deinem luziden Traum dein höheres Selbst, dein grenzenloses Potenzial und die Verkörperung deiner tiefsten Sehnsüchte an. Erlaube dem äußeren Licht, deine innere Flamme zu entzünden; denn dadurch, dass du diese Wege miteinander verknüpfst, lenkst du deinen konventionell denkenden Geist in eine neue Richtung. Überschreite die Grenzen der Konzepte und wage dich in einen abstrakten, grenzenlosen, unvorhersehbaren Bereich hinein, in dem Geheimnisse auf dich warten.

Lass dir den Weg vom Schimmer deiner Kerze erhellen, während du auf deinem fliegenden Teppich dahinschwebst. Werde zu einem Leuchtturm der Hoffnung, der nicht nur für dich selbst, sondern für alle Geschöpfe, denen du begegnest, Licht ausstrahlt. Denn dann gehst du mit deiner Reise über das Ziel deines persönlichen inneren Erwachens hinaus und erfüllst die Mission, das Licht des Bewusstseins in schlummernden Herzen zu entzünden.

Warnhinweis: Sicherheitshalber solltest du eine batteriebetriebene Kerze verwenden, die du gefahrlos die ganze Nacht über brennen lassen kannst.

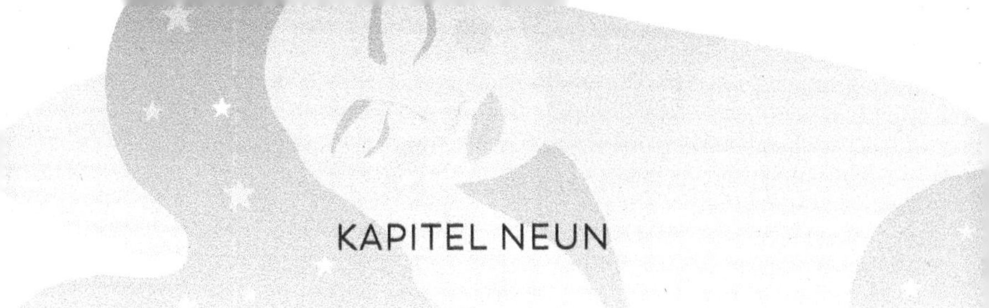

KAPITEL NEUN

HERRSCHERIN ÜBER DEIN BETT UND DEIN LEBEN

Sternenschwingung

Du strahlst die Schwingung der Sterne aus.
Tiefes Verständnis.
Manifestation des Ganzen.
Ein Geheimnis, das sich immer weiter ausdehnt.
Eine unendliche Geschichte.
Eine Spirale aus Licht.
Ein Raumschiff.
Eine Party, ein Tanz, eine handgefertigte Trommel.
Eine Schachtel voller Überraschungen.
Ein Mensch, der ohne Worte spricht.
Ein manifestiertes Geheimnis.
Ein Fest.
Du bist alles, wovon du träumst.
Du bist reines, ewiges Licht …
Das und noch viel mehr.

Cynthia Zak
»Vibración estelar« (Sternenschwingung) aus:
Enciende tu corazón *(Setze dein Herz in Flammen)*

Oh, du souveräne Königin, die du alle Emotionen mit einem Gelübde der unerschütterlichen Präsenz in dir selbst freudig annimmst. Du bist die Sternenschwingung, die sagt: »Mein Lied, das kosmische Gefäß – etwas Sterbliches, das über die Sterblichkeit hinauswächst«. Du bist all das und noch viel mehr; und jetzt ist es an der Zeit, all deine Einschränkungen und Begrenzungen abzulegen und deine innere Größe in ihrer ganzen Ausdruckskraft und Entfaltung freudig anzunehmen. Küsse den Boden, der dich trägt, nimm auf Schritt und Tritt Segnungen in dich auf, bitte um alles, was du brauchst, und vertraue darauf, dass du nicht allein bist. Was dir als Realität erscheint, ist lediglich ein Wahrnehmungssystem, das du dir angeeignet hast; und alles kann sich ändern, wenn du dich in die Umarmung des Waldes hineinwagst und zu einem wilden Geschöpf wirst.

Vor dir liegt eine kostbare menschliche Wiedergeburt – etwas Einzigartiges und schwer Erreichbares, denn unter Millionen und Billionen von Inkarnationsmöglichkeiten wurde dir das Geschenk zuteil, ein Mensch und eine Frau zu sein. Verschwende dieses Geschenk nicht; präge der Agenda der Luft und Erde, des Wassers und des Feuers all deine Wünsche ein und bringe alles, was in deiner Brust und deinem Herzen liegt, klar und deutlich zum Ausdruck. Zeichne Linien aus Licht zwischen deinem Schoß und deinem Gehirn, zwischen den beiden Dreiecken oben und unten, die zusammen einen Davidstern bilden. Stell dir ein Dreieck vor, dessen Spitze auf deinem dritten Auge liegt und dessen Eckpunkte auf deinen Schultern ruhen; und erstelle gleichzeitig noch ein weiteres Dreieck, dessen Spitze auf deinem Schambein liegt und dessen Eckpunkte sich auf deinen Hüften befinden. In dem Raum zwischen diesen beiden spiegelbildlich angeordneten Dreiecken, wo dein Herz und deine inneren Organe liegen, visualisierst du nun einen Kreis, der beide Dreiecke miteinander verbindet. Der Davidstern ist ein Talisman des Schutzes und der göttlichen Verbindung, der dir Wege in alle Richtungen eröffnet.

Öffne die Fenster und richte deine periphere Sicht so aus, dass sie alle Details an den Rändern deines Gesichtsfeldes erfasst; denn dort liegen die Antworten. Errichte deinen Altar, erbaue deinen *stupa* (ein buddhistisches Symbol, das den Geist repräsentiert) und umkreise ihn immer wieder in ständigem Gebet, damit die Freude dich niemals verlässt. Du heilst nicht nur dich selbst, sondern wirst auch sieben frühere und sieben zukünftige Generationen heilen; du tust es bereits.

Stelle deinen linken Fuß fest auf den Boden und setze eine anmutige Drehung in Gang, so wie ein wirbelnder Derwisch, der seine Arme zum Himmel emporreckt. Strecke den rechten Arm so hoch, wie es geht, und zwar mit geöffneter, empfangsbereiter Hand, und recke deinen linken Arm nach unten – bereit, der Erde etwas zurückzugeben. Denke daran, dass alles im Leben ein Energieaustausch ist. Auf diese Weise durchläufst du eine Verwandlung – eine tiefgreifende Veränderung, die vom Kern deines Wesens, der Essenz deiner Gene, ausgeht. Die in deinem Blut eingravierten Inschriften deiner Ahnen werden neu geschrieben und ebnen dir den Weg für etwas Größeres, Grenzenloses. Nimm diese Verwandlung mit vollem Bewusstsein an und gestehe dir die Sehnsucht ein, die dich bis an diesen Punkt gebracht hat.

Führe ein gründliches Reinigungsritual durch und wasche alles Negative von dir ab. Segne dein Essen und sei dankbar dafür. Wenn du Schwellen überschreitest, behalte dabei deine Absicht im Hinterkopf, alles Leid zu überwinden; denn mit deinem Tun hast du die Macht, viele Menschen von diesen Lasten zu befreien. Erschaffe neue Narrative, erfinde Geschichten, die das Feuer der Kreativität in deinem Geist entfachen und dich am Abgrund der Morgendämmerung halten – mit jeder verstreichenden Nacht sehnsüchtig nach immer tieferem Wissen suchend. Sorge dafür, dass diese Geschichten deinen inneren Kritiker zum Schweigen bringen, damit die reine Liebe in deinem Inneren durch deine Handlungen, Emotionen und Worte hell erstrahlen kann.

Sei neugierig, öffne dich allem Geheimnisvollen und begib dich auf eine Mission vollkommener innerer Erneuerung – eine stumme Revolution von mythischen Ausmaßen. Und schließlich legst du dich in dein heiliges Bett, besteigst deinen fliegenden Teppich mit all seinen Zauberkräften. Finde Freude in deinen einsamen Nächten – in einer spirituellen Auszeit, die sich am Mondzyklus orientiert. Nähre deine Intuition: dieses innere Wissen, das auch dann fühlt und spürt, wenn Worte versagen. Erlebe all das in einem Fluss erhöhten Bewusstseins – einem Zustand, den du nur dann erreichen kannst, wenn dein Verstand, deine Emotionen und dein Herz in harmonischem Einklang miteinander stehen.

☆ RITUAL 57: DER DERWISCH

1. Betritt deinen nächtlichen Zufluchtsort – ein Reich der Einsamkeit und vollkommenen Freiheit. Stelle dich vor dein Bett, lege die Hände auf dein Herz, spüre seinen rhythmischen Schlag und aktiviere den Fluss des Liebeshormons Oxytocin. Denke daran, immer zuerst die linke Hand auf deine Brust zu legen und sie dann sanft mit der rechten Hand zu bedecken.
2. Klatsche dir selbst Beifall dafür, dass du in diesem Augenblick hier bist in der eindeutigen Absicht, mit der spirituellsten Essenz deines Wesens in Verbindung zu treten, bevor du einschläfst.
3. Stelle dir, während deine Hände immer noch auf deinem Herzen liegen, folgende Fragen: »Wie stelle ich mir meine Zukunft vor? Wie würde ich mich in einer neuen Realität fühlen?« Stell dir deine Wünsche so vor, als würden sie sich bereits erfüllen, und drücke deine Dankbarkeit in der Zeitform der Gegenwart

aus. Denn alles, was du dir wünschst, geschieht bereits jetzt und nicht in der Zukunft. Verwende dafür Worte, die erhabene Emotionen in dir wecken und dein Herz noch strahlender lächeln lassen als bisher.

4. Atme bewusst. Strecke deinen rechten Arm aus, die Handfläche nach oben gerichtet, als wolltest du ein Geschenk vom Himmel empfangen (wie wenn man einen Apfel von einem Baum pflückt). Halte den Arm ausgestreckt, die Hand geöffnet und die Finger leicht gekrümmt.
5. Während deine rechte Hand empfängt, zeigt deine linke Hand nach unten und gibt der Erde etwas zurück. Diese symbolische Geste steht für den ständigen Wechsel zwischen Geben und Nehmen. Behalte diese Haltung deiner Arme und Hände sieben vollständige Atemzüge lang bei (jeder vollständige Atemzug umfasst eine Einatmung und eine Ausatmung).
6. Wenn du die Arme ausstreckst, öffnest du deinen Solarplexus und deinen Brustkorb und machst sie zugänglich. Du kannst visualisieren und spüren, wie dein Herz im Zentrum deiner Brust pulsiert, da diese Körperhaltung mit den ausgestreckten Armen den Thymuskanal (in der Mitte des Brustkorbs) vollständig freilegt und einen Weg dafür ebnet, dass bedingungslose Liebe durch diese Körperregion hindurchfließen kann.
7. Nun begibst du dich – immer noch mit ausgestreckten Armen – in eine leichte Drehung hinein. Dein linkes Bein steht dabei fest auf dem Boden und dient dir als Achse. Hebe das rechte Bein an, drehe es gegen den Uhrzeigersinn, hole gleichzeitig aus der Hüfte heraus Schwung und drehe dich zwei- bis dreimal vorsichtig mit kleinen Hüpfbewegungen nach links um deine eigene Achse. Halte die Arme dabei ausgestreckt und richte deinen Blick auf einen festen Punkt am Boden, damit dir nicht schwindelig wird.

8. Führe den soeben beschriebenen Schritt noch zwei- bis dreimal ganz langsam aus. Spüre dabei den Rhythmus deines Herzschlags, die Dehnung deiner Arme, die empfangen und geben, und deinen Körper, wie er eine kreisförmige Bewegung ausführt, die deinen Ruheprozess vom Gleichgewichtszentrum deines Gehirns aus unterstützt. Nach diesen Drehungen kommst du allmählich zum Stillstand und atmest ruhig weiter, bis du bereit bist, dich der göttlichen Nacht hinzugeben.

Wozu dieses Ritual dient und wie man es ausführt

Der *Derwisch* befindet sich auf einer mystischen Suche und strebt danach, mit allem eins zu werden. Er führt seine spirituellen Praktiken in der felsenfesten Entschlossenheit aus, seinen Wahrnehmungspunkt zu verschieben und seine Nervenbahnen neu zu verdrahten, um in seinem Körper, seinen Emotionen und seiner Lebenseinstellung eine neue Realität zu manifestieren. Ein *Derwisch* ist ein Mystiker von großem Format, der sich darauf konzentriert, die Schleier seines Herzens und seines Geistes so zu verfeinern, dass er auch Dinge aus der jenseitigen Welt wahrnimmt. Er schüttelt die Fesseln eines halbherzigen, bequemen Daseins ab, bleibt aber trotzdem fest auf der Erde verankert. Du kannst dich in höhere Bewusstseinszustände versetzen und trotzdem im Jetzt und Hier verwurzelt bleiben, sodass dein Körper mit allem, was existiert, in reiner Verbundenheit steht. Bei deinem Herzen und deinen Emotionen beginnend, die in so einem Zustand besonders stark und intensiv sind, lässt du diese Absicht in deine Arme und Hände hineinfließen, die auf symbolischer Ebene alles – Nehmen und Geben, Geben und Nehmen – in einem niemals enden wollenden Tanz umfassen.

Wenn du dein Herz berührst, erwacht das Liebeshormon Oxytocin zum Leben. Spüre, was in deinem erhobenen rechten Arm geschieht – nimm die offene Linie wahr, die sich von der Mitte deines Brustkorbs zu deiner linken Seite hin erstreckt und den oberen Quadranten deines Körpers in ein mit der Spitze nach oben zeigendes Dreieck verwandelt, das göttliches Licht vom Scheitelpunkt deines Kopfes empfängt. Hier dient das Herz als Vermittler zwischen den höheren (mentalen und spirituellen) Welten und den niedrigeren Welten (physischen Ebenen). Von der Taille abwärts erstreckt sich ein mit der Spitze nach unten zeigendes Dreieck bis zu deinen Füßen, die sich nun in schnellen Drehungen zu bewegen beginnen und so den ursprünglichen Zustand deiner Existenz nachahmen. In diesem Zustand dreht sich alles: Atome, das Blut in deinen Adern und die festen und weichen Strukturen deines Körpers; sie alle befinden sich in einer unbewussten Drehbewegung, die du durch dieses Ritual in dein Bewusstsein hineinhebst.

Du befindest dich nun in einem Zustand tiefer Meditation, einer Praxis von enormer und gleichzeitig subtiler Kraft, die dein Gehirn regeneriert und eine neue Nervenbahn vom Gleichgewichtsorgan in deinen beiden Ohren zu deinem Kopf hin schafft – einfach durch die Bewegung deiner Arme und Beine. Während du dich diesem rhythmischen Tanz hingibst, wird dein Körper besser mit Sauerstoff versorgt, und du trittst mühelos mit Planeten und Sonnensystemen in Verbindung, die deine Umdrehungen begleiten. Mach diese Meditation so oft, wie es dir möglich ist, und untermale deine Bewegungen dabei mit einem leisen, beruhigend klingenden Murmeln (siehe Rituale 10 und 24 auf Seite 66 und 120). Erzeuge dieses Murmeln mit deiner Zunge, indem du sie in Richtung Kehlkopf und Rachen bewegst, wodurch jeder emotionale Aufruhr sich sofort beruhigen lässt. Diese Praxis löscht die Flammen negativer Emotionen, die dein Wohlbefinden beeinträchtigen.

Bereite deinen Körper, deinen Geist und deine Seele darauf vor, die lebendige Energie eines wirbelnden Derwischs zu channeln. Lass diesen göttlichen Tänzer in dir zum Vorschein kommen – drehe dich im Kreis, wirble herum und genieße diese transformierende Erfahrung, während deine schlummernde *kundalini* (Lebenskraft) erwacht und eine Welle der Vitalität und des spirituellen Bewusstseins in dir aufbranden lässt.

☆ RITUAL 58: DIE SEPHIROT

1. Lege dich bequem auf dein Bett und stimme dich auf das nun folgende kraftvolle Ritual ein. Lenke deine Aufmerksamkeit auf deinen Körper, und zwar zuerst auf die rechte Seite. Beginne damit bei der Fußsohle und konzentriere dich auf jeden einzelnen Zeh. Dann wanderst du von deinen Füßen langsam nach oben und fokussierst dich der Reihe nach auf deine Wade, dein Knie, dein Bein, deinen Rumpf und deinen Arm einschließlich der Finger, der Handfläche und des Handrückens. Anschließend konzentrierst du dich auf deine rechte Schulter und die ganze rechte Seite deines Gesichts.
2. Tue nun das Gleiche auf der linken Seite und achte darauf, dabei keinen der beschriebenen Schritte auszulassen: Beginne bei der linken Seite deines Körpers an der Fußsohle und gehe dann zu den Zehen und weiter zu Wade, Knie und Bein über. Auf ähnliche Weise scannst du Rumpf und Arm einschließlich deiner Finger, deiner Handfläche und deines Handrückens ab. Dann machst du bei deiner Schulter und deiner ganzen linken Gesichtshälfte weiter.
3. Stell dir nun die Mittellinie deines Körpers vor – jene Linie, die beide Körperhälften voneinander trennt, vom Kreuzbein bis zum Scheitelpunkt deines Kopfes, von unten nach oben – und scanne sie ebenfalls ab. Tue das sehr bewusst und achte darauf, dabei nichts zu übersehen.
4. Sobald du mit dem Scannen der Mittellinie deines Körpers und der beiden Körperhälften fertig bist, scannst du deine ganze Rückseite – von den Füßen, Beinen und Gesäßmuskeln über den

Rücken und Nacken bis zum Kopf. Stell dir deinen Körper wie einen Baum mit Wurzeln, Stamm und Ästen vor, an denen Blätter, Blüten und Früchte hängen.

5. Sprich laut oder in Gedanken eine Affirmation in Form des folgenden Mantras vor dich hin. Wiederhole diesen Satz mehrmals: »Ich bin der Baum des Lebens, ich erhalte das Leben«. Dann beginnst du, ruhig zu atmen und gibst dich einem tiefen, erholsamen Schlaf hin.

Wozu dieses Ritual dient und wie man es ausführt

Das bewusste Scannen deines Körpers ist eines der tiefgreifendsten, transformierendsten Werkzeuge, die es gibt, um mit der Welt deines Unterbewusstseins in Kontakt zu treten. Dadurch, dass du systematisch mit den physischen Wahrnehmungen und Empfindungen deines Körpers in Verbindung trittst, begibst du dich auf eine Reise, auf der du deine Selbstwahrnehmung neu definierst und ein Portal öffnest, das aus deiner physischen Welt in die spirituelle Welt hineinführt.

Wenn du im Bett liegst, dich genau auf deinen Körper konzentrierst und dir vorstellst, ein Baum zu sein, steigen Funken von Kräften aus einer höheren Welt zu dir herab und verbinden dich mit einem tiefen, erhabenen Wissen, das über den bloßen Verstand hinausgeht. Diese Weisheit entspringt allen Zellen deines Wesens – ein exquisites nächtliches Gedicht, das dich mit dem kabbalistischen Baum des Lebens in Einklang bringt. Dieser Baum des Lebens besteht aus zehn Sphären oder *Sephirot*[2], von denen jede Sphäre zehn Eigenschaften und zehn schöpferische Kräfte verkörpert, durch die sich der Schöpfer in seiner unendlichen Kraft offenbart, um unsere Welt zu erschaffen und zu erhalten.

---

2 Das Wort *Sephirot* (aus dem Hebräischen ספירות, Singular *Sephirah*) bedeutet »Ausstrahlungen, Emanationen«. Eine Sephirah ist etwas, das leuchtet.

In dem Baum spiegelt sich dein Körper wider, der ebenfalls in drei Teile untergliedert ist: Deine rechte Seite steht für die Prinzipien der Einheit, Harmonie und Güte, deine linke Seite für das Reich der Macht und strengen Gerechtigkeit; und die Mittellinie ist ein Symbol perfekter Ausgewogenheit.

So wie jeder Teil des Baums einen besonderen Zweck erfüllt und in harmonischem Einklang mit den anderen Teilen zusammenwirken muss, um fruchtbar und gesund zu sein, bilden auch dein Geist, dein Körper und deine Seele eine perfekte Dreifaltigkeit, die Weisheit und Mitgefühl in sich vereint.

Der Baum des Lebens dient dir als Wegweiser, der dich mit deiner angeborenen Souveränität verbindet, und führt dich durch zehn Manifestationen hindurch. Die Herausforderung besteht darin, all diese Aspekte vollständig in dein Wesen zu integrieren, um deine fragmentarische Existenz zu überwinden und zu etwas Ganzem zu werden.

Die zehn *Sephirot* oder göttlichen Emanationen repräsentieren die Eigenschaften, die dir innewohnen. Am Scheitelpunkt deines Kopfes beginnend, verkörpert *Keter* die Verbindung zu deinem schöpferischen Geist, deiner großen Seele und dem Konzept eines von Licht geleiteten Universums – einer Kraft, die viel größer ist als du selbst. Nähere dich deiner Krone in einer Haltung demütiger Gewissheit und lade Segen, Weisheit, Schutz und Güte ein.

Zu deiner rechten Schulter hinabsteigend, steht *Chochmah* für Weisheit – die Geistesblitze der Inspiration, die deinen Weg erhellen. Diesen Bereich solltest du in einer Haltung unerschütterlichen Glaubens anrufen, wenn du nach Wissen und Klarheit suchst.

Auf deiner linken Schulter liegt *Binah*, die Verkörperung des Verstehens, die transformative Kraft, die abstrakte Ideen in greifbare Realitäten verwandelt. Suche in diesem Bereich nach Führung, wenn du Projekte und Träume verwirklichen möchtest.

In der Mitte deines Brustkorbs – auf der Höhe deines Herzens – liegt *Da'at*, wo Weisheit und Erkenntnis zusammenfließen. Dieser wichtige Punkt ist der Schlüssel zur Manifestation deiner Wünsche und dient dir gleichzeitig als Erinnerung an die Intelligenz deines Herzens. Suche bei diesem inneren Orakel nach Führung, denn seine Antwort steht auf festem Grund; sie wird niemals wanken und führt dich nie in die Irre.

In der rechten Hälfte deines Brustkorbs liegt *Chesed* – die Verkörperung von Güte, Wohlwollen und Ausdehnung. Diese wichtigen Elemente nähren deine weibliche Kraft und bilden den Anker, der Hyperaktivität und das Bedürfnis nach Ruhe in ein harmonisches Gleichgewicht bringt. Berühre diesen Bereich sanft und suche dabei nach Klarheit und Orientierung.

Gegenüber von *Chesed*, auf der Höhe deiner linken Rippen, liegt *Gevurah* – die Quelle von Stärke, gesundem Urteilsvermögen, Gesetz und Macht. Diese Energie bildet zusammen mit ihrem Gegenstück auf der rechten Seite ein harmonisches Gleichgewicht.

Im Bereich deiner Gebärmutter (also im Altar deines Körpers) liegt *Tipheret* – Schönheit, Wahrheit und der Kanal in der Mitte des Lebensbaums. Dieser Punkt dient als Brücke zwischen Himmel und Erde, als Quell des Mitgefühls und des harmonischen Gleichgewichts zwischen dem oberen und unteren Bereich deines Körpers.

Auf deiner rechten Hüfte liegt die *Sephirah Nezach*, die dir die Kraft gibt, Hindernisse zu überwinden und große Siege zu erringen. In harmonischem Gleichgewicht ziert *Hod* deine linke Hüfte und schützt die göttliche Pracht und Herrlichkeit, die dein ganzes Dasein durchdringen.

Bevor sie deine Beine erreicht, kulminiert die Mittellinie deines Körpers in der Becken- und Genitalregion, die unter dem Namen *Yesod* bekannt ist. Das ist die Basis und die mystische Verbindung zwischen Geber und Empfänger, die mit allen anderen Kanälen in Verbindung steht und Leben hervorbringt.

Und schließlich und endlich repräsentieren deine Beine und Füße *Malchut* – den Ursprung der physischen Welt. Diese erdenden Wurzeln nehmen die Essenz der Erde in sich auf und sorgen für Nahrung und Stabilität. Die Linien, die diese zehn Punkte der *Sephirot* miteinander verbinden, stehen für die Verbindungen zwischen den verschiedenen Ebenen des Kosmos. Kein Teil oder Abschnitt ist wichtiger oder besser als ein anderer, weil sie alle Mitschöpfer sind und eine Landkarte erstellen, die dir den Weg zu allem zeigen, was existiert.

Der Baum des Lebens ist kein aus einer äußeren Quelle stammendes oder fernes, abstraktes Konzept. Dieser Baum ist dein Körper: Dein essenzielles Ich besteht aus diesen dauerhaften Verbindungen, bei denen jeder Teil einer mächtigen, unsichtbaren Welt entspricht, die darauf wartet, dass du sie anerkennst und sie um alles bittest, was du dir wünschst.

Nachts solltest du deinem Baum des Lebens Nahrung geben. Alles, was dir im tiefen Schlaf und in luziden Träumen erscheint, wird zu einer Zeremonie der Begegnung mit diesen zehn leuchtenden Sphären, die in deinem Inneren wohnen.

☆ RITUAL 59: DIE WILDE SEITE DER NACHT

1. Mache es dir in deinem Bett bequem und achte darauf, in was für einer emotionalen und körperlichen Verfassung du dich befindest. Atme tief durch und lass alles los, was dich belastet. Vor dem Einschlafen stellst du eine Liste all der wilden, verrückten Dinge auf, die du gerne tun oder erleben würdest. Lege deiner Fantasie dabei keine Zügel an – lass deine Hand einfach alles aufschreiben, wozu es sie drängt, ohne darüber nachzudenken.
2. Schreibe aus deinem Unterbewusstsein heraus und arbeite dabei mit freien Assoziationen: Das heißt, ein Wort löst eine ganze Kas-

kade von Bedeutungen, Bildern und Erinnerungen in dir aus, die du dann zu Papier bringst, um sie zu manifestieren. Lass einfach alles, was du schreibst, Gestalt annehmen.

3. Erstelle deine »verrückte« Liste. Nimm neue Pläne in diese Liste auf: neue Arten, mit dir selbst zu sprechen, die du noch nie ausprobiert hast: sexuelle Fantasien, die dir durch den Kopf gehen; wilde Reisen und spirituelle Erleuchtungen – alle Wünsche, die du dir eingestehen möchtest. Schreibe einfach drauflos, ohne dir ein Urteil darüber zu bilden, ob das, was du da zu Papier bringst, realistisch, erreichbar oder bloße Fantasie ist.
4. Dein spontaner erster Gedanke ist der richtige! Orientiere dich an allem, was dir zuallererst in den Sinn kommt, und lass dich dabei nicht von deinem Verstand sabotieren. Lasse dich beim Erstellen deiner Liste auf die freudige Erregung des Entdeckens ein.
5. Es gibt keine Längenvorgabe für deine Liste. Schreibe einfach alles auf, was sich für dich richtig anfühlt, und lege die Liste vor dem Zubettgehen beiseite. Nachdem du deine wildesten Fantasien aufgeschrieben hast, nimmst du bewusst wahr, was während deines Schlafs passiert, und suchst dann den ganzen nächsten Tag über nach Anzeichen, die dir die Richtigkeit dessen bestätigen, was du zu Papier gebracht hast.
6. Wiederhole dieses Ritual, so oft du möchtest. Der Schlüssel zum Erfolg besteht darin, dich einfach treiben zu lassen, ohne in irgendeiner Weise Einfluss auf deine Liste nehmen zu wollen. Du wirst staunen, was aus deiner vergessenen inneren Welt – die nun zu einer Quelle des Lebens und der Energie wird – alles auftaucht.

Wozu dieses Ritual dient und wie man es ausführt

Ich bin nicht hier, um dir etwas Bestimmtes vorzuschlagen. Stattdessen möchte ich dich dazu einladen, den metaphorischen Schal zu lockern, der schon seit einer Ewigkeit fest um deinen Hals gewickelt ist. Erinnerst du dich noch an den ungezähmten Geist, von dem du früher beseelt warst? Die rohe, ungefilterte Version deiner selbst? Erinnere dich an die Sinfonie des Waldes, das knisternde Feuer, das den Nachthimmel erhellte, deine frühere Fähigkeit, dich ohne Laterne in der Dunkelheit zurechtzufinden, einzig und allein von deinen katzenhaften Instinkten geleitet. Erinnerst du dich noch an das Gefühl der Anonymität, als du dich nahtlos in den Hintergrund der Bäume einfügen konntest, frei von dem Zwang, Schuhe anzuhaben oder ein Handy bei dir zu tragen? Erlebe in Gedanken noch einmal die Tage, an denen du mit Musikbands durch die Lande zogst, dich ganz allein mit deinem Rucksack auf Abenteuerreise begabst, beim Aufbau von Zirkuszelten mitgeholfen oder auf jeder Straße, die dir verlockend erschien, den Daumen in den Wind gehalten hast und per Anhalter durch die Gegend gefahren bist. Erinnerst du dich noch an Tage, die du nackt am Strand verbrachtest, an Tarotlesungen im Morgengrauen, an leidenschaftliche Liebesnächte oder geheimnisvolle Hexen- und Schamanentreffen? Hast du noch den Geruch des Ganges in deiner Nase, spürst du die Weisheit seines Wassers, oder hörst du den Gesang des Muezzins, der die Gläubigen zum Gebet ruft? Entzünden diese Erinnerungen eine Flamme in deinem Inneren? Erinnerst du dich an eine Zeit, in der du dich bei all deinen Schritten von Tapferkeit und innerer Strahlkraft leiten ließest – in der alles, was du tatest, ein blühendes Wunder war?

In einem wilden Geist gibt es keinen Platz für Leid; er lässt keinen Raum für Schuldgefühle und erst recht nicht für Klagen oder Beschwerden. Eine wilde Frau verschwendet keine Zeit damit, anderen die Schuld an ihren Gefühlen, Worten oder Erfahrungen zu geben: Sie übernimmt selbst die Kontrolle über ihren Geist und aktiviert das Kommandozentrum in ihrem Herzen. Ein wilder Geist befreit die Protagonistin von den Schmerzen, die in ihren Muskeln gespeichert sind, und verwandelt sie in einen weit geöffneten Kanal für

Wissen, das vom Himmel zur Erde herabfließt. Die Anspannung schmilzt von ihren Schultern, ihre Gelenke befreien sich von ihren Lasten, Zweifel werden eine Zeit lang ernst genommen und gepflegt, dann aber sanft losgelassen.

Der wilde Geist singt auf Sanskrit, ohne sich um die Bedeutung der Worte zu kümmern. Das Einzige, was wirklich zählt, ist die Schwingung und die heilige Erfahrung, deinen Rachen zu öffnen, diese uralten Silben auf deiner Zunge tanzen zu lassen und sie – von deinen Atemzügen getragen – zum Klingen zu bringen. Der wilde Geist schaut anderen Leuten direkt in die Augen, ohne sich von ihren Werturteilen beirren zu lassen. Er hält ihren Blicken in kühnem Trotz stand und lädt sie dazu ein, ihre gesellschaftlichen Vorurteile abzulegen und die Tiefen zu entschlüsseln, die sich in der Iris ihrer Mitmenschen verbergen.

Vor allem aber lässt sich der wilde Geist nicht von der Vorstellung beeinflussen, dass seine Gedanken und Gefühle falsch oder unangemessen sein könnten. Seine Aura strahlt eine solche Ruhe und Kraft aus, dass die Meinungen anderer Menschen einfach keine Rolle mehr spielen. Das eigene Leben wieder mit Freude zu erfüllen, hat Vorrang vor allem anderen. Sieg, Rätsel, Seelenharmonie, Eleganz, Schönheit – dieser wilde Geist ist von einem Portal umgeben, das ihn zu rätselhaften Geheimnissen hinführt. Von der einsamen Umarmung der Nacht inspiriert, nimmt er diesen ungeheuren Reichtum mit in seine wachen Stunden und zieht alle Menschen in seinem Umfeld in diesen göttlichen Zustand hinein, in dem alles möglich ist.

☆ RITUAL 60: VERGELTUNG

1. Sammle den ganzen Tag über Dinge, die eine besondere Bedeutung für dich haben und ein Zeichen der Wertschätzung darstellen – etwas, was du der Erde gerne zurückgeben möchtest. Das

können zum Beispiel Blumen, Blütenblätter, Früchte, Samen, Gewürze, Tabak, Weihrauch, Federn, Kristalle, Steine, Süßigkeiten oder auf Papier geschriebene Worte sein.

2. Vor dem Einschlafen fügst du diese Elemente zu einem Mandala zusammen, das du auf einer Papierserviette auslegst. Tu das mit großer Achtsamkeit und viel Liebe zum Detail, als wolltest du den prächtigsten Palast der Welt schmücken.
3. Verpacke deine Opfergabe nun wie ein kostbares Geschenk, das du mit einem hübschen Band zusammenbindest – so sorgfältig, als wäre es ein Juwel –, und lege sie neben dein Bett, damit sie deine nächtliche Energie absorbieren kann. Nimm die Ausstrahlung der von dir ausgewählten Gegenstände in dich auf, denn jedes dieser Objekte trägt eine heilige Energie in sich; und diese Energie wird dir dazu verhelfen, in der kommenden Nacht einen luziden Traum zu haben.
4. Am nächsten Morgen suchst du dir ein Fleckchen Erde, einen Blumentopf oder irgendeine Ecke, wo du deine Opfergabe vergraben kannst. Achte darauf, dass alle Elemente dieses Mandalas biologisch abbaubar sind (bitte kein Plastik!), weil du sie der Erde in der festen Absicht anvertraust, dem Planeten, der dich so großzügig versorgt, etwas zurückzugeben. Grabe ein Loch in die Erde und lege die als Geschenk verpackte Serviette mitsamt deiner Opfergabe vorsichtig hinein.
5. Während du die Gabe mit Erde bedeckst, singe, bete, chante, rezitiere Mantras oder puste sanft und sende deinen Atem auf diese Weise in einer Haltung der Dankbarkeit in alle Ecken und Winkel der Erde hinein.

Wozu dieses Ritual dient und wie man es ausführt

Alles, was die Erde uns schenkt, an sie zurückzugeben, ist ein Akt tiefer Selbstliebe; und das Ritual der Vergeltung beschleunigt unseren Prozess des inneren Erwachens stärker als alles andere. Von dem Augenblick an, in dem wir die Opfergaben auswählen, machen wir eine innere Wandlung durch. Unser Ego verschwindet, und wir machen uns eine neue Weltanschauung zu eigen. Der Erde etwas zurückzugeben ist ein Akt höchster spiritueller Transzendenz, der unsere Psyche und unsere Emotionen tiefgreifend beeinflusst. Dieser höchste Akt der Dankbarkeit gegenüber der Großen Mutter befreit uns von Apathie und grüblerischen Gedanken und bringt uns zu dem Einzigen zurück, was existiert und was zählt: dem jetzigen Augenblick, in dem wir die Erde, die uns nährt und erhält, ohne eine Gegenleistung dafür zu verlangen, von ganzem Herzen feiern.

Wir geben ihr etwas zurück, überreichen ihr eine Opfergabe; und jedes Element, das wir ihr bei diesem Ritual darbringen, trägt unsere Aufmerksamkeit und unsere ehrliche Absicht in sich. Wir lassen uns bei der Auswahl der Opfergaben, die wir später in der Erde vergraben werden, von unserem Herzschlag und der Intelligenz unseres Herzens leiten; denn die Schwingung unserer Seele muss in jeder dieser Gaben klar und deutlich zum Ausdruck kommen.

Nimm dir Zeit für dieses Ritual und überlege dir genau, was du der Erde opfern möchtest. Wähle Dinge, die dir persönlich wichtig sind und mit deinen Lebenserfahrungen in Resonanz stehen, und mache dein Opfer zu einem tragbaren Altar. Lass diese magische Energie in deine Serviette hineinfließen und belebe sie beim Vergraben in der Erde mit deinem Atem, deinem Gesang und dem Rhythmus deiner Atemzüge. Ich empfehle dir, der Erde mindestens einmal im Monat ein solches Opfer darzubringen. Wenn du diese Opfergaben an deinem Menstruationszyklus ausrichten kannst, umso besser. Wenn du keine Menstruationsblutung mehr hast, dann synchronisiere dein Opfer mit den Mondzyklen und wähle als Zeitpunkt dafür die Vollmondphase.

Du kannst jeden Monat denselben Ort für dein Opfer wählen

oder ihn nach Wunsch variieren; denn du brauchst dafür nur ein kleines Fleckchen Erde. Achte darauf, dass die Gegenstände, die du vergräbst, biologisch abbaubar und plastikfrei sind, da diese Opfergaben mit der Erde verschmelzen und sie in ihren Tiefen nähren sollen. Jeder Bestandteil dieses Mandalas kann etwas ganz Besonderes sein und deine jetzigen Erfahrungen und Emotionen widerspiegeln. Denke daran, dass diese einzelnen Teile eine starke symbolische Kraft haben und eine hohe Schwingung in sich tragen müssen, um einen bleibenden Eindruck auf unserem Planeten zu hinterlassen. Zucker steht für Süße, Blumen oder Samen für Zärtlichkeit, und in Kombination mit Obst oder Gemüse repräsentieren sie die nährende Essenz dieser Lebensmittel als Opfergabe an Pachamama, die Mutter Erde.

Geh mit offenem Herzen und aufgeschlossenem Geist an dieses Ritual heran, denn ihm wohnt eine enorme Kraft inne. Das Vergraben deiner Opfergaben eröffnet einen tiefen Kanal der Demut in dir – deine Hände werden schmutzig, wenn sie die Erde berühren; die Mineralien und Vitamine von Mutter Erde dringen in deine Poren ein und bringen deine Elektronen und Protonen ins Gleichgewicht. Außerdem musst du bei diesem Ritual deinen Kopf senken und dich verbeugen, um anzuerkennen, dass ohne diesen nährenden Boden kein Leben möglich ist.

Du befindest dich in der Gegenwart der Mutter, der Jungfrau, der Lehrerin, Schöpferin, Beschützerin und Spenderin. Wenn du vor ihr kniest und mit deinen Händen sanft die ihren berührst, setzt du eine interstellare Kommunikation in Gang und webst einen neuen Teppich der Verbundenheit. Denn du weißt, dass Pachamama, die Mutter Erde, deine Geheimnisse bewahrt, verarbeitet und in Samen neuer Ideen umwandelt, sodass du innerlich zu einer umfassenderen Weltanschauung erwachst, die dich zu einem Pionier deines eigenen Lebens macht.

Praktiziere dieses Ritual, wenn du inmitten schmerzhafter oder traumatischer Erfahrungen Trost suchst, oder nutze es, um die Triumphe des Lebens zu feiern und deine Dankbarkeit genau an dem Ort zu zeigen, an dem dir diese Segnungen zuteilgeworden sind. Gehe es in einer Haltung der Achtsamkeit an, wenn du ein Kapitel deines Lebens abschließt, dich von Häusern oder anderen Räumlichkeiten verabschiedest und dich auf die Reise begibst – zu neuen Heimaten oder Karrieren oder in neue Länder, wo du die Samen deiner Träume aussäen kannst. Vergrabe deine Opfergabe und denke beim Einbruch der Nacht an sie zurück, bevor du in die erste Schlafphase hinübergleitest. Denn jetzt warten ganz erstaunliche Offenbarungen auf dich.

☆ RITUAL 61: PLATONS HÖHLE

1. Atme tief ein und zünde eine Kerze an. Setze dich auf die Bettkante, und zwar so, dass du deinen Schatten an der Wand sehen kannst. Betrachte dieses Phänomen in einem meditativen, distanzierten Zustand, ohne es zu benennen oder zu beurteilen. Denke daran, dabei immer wieder zum Rhythmus deines Herzschlags zurückzukehren und ihn zu deinem Kompass und Leitfaden zu machen.
2. Während du ruhig durchatmest, stellst du eine bewusste Verbindung zwischen diesem Bild und den Schatten her, die deine Gedanken und Emotionen bevölkern. Betrachte deine dunkle Seite: deine Geheimnisse, Ängste, Befürchtungen und Einschränkungen, die dich daran hindern, dich aus deinem jetzigen Zustand zu befreien. Dein Schatten an der Wand ist eine gute Gelegenheit, die Schatten in deinem eigenen Inneren zu erkennen.
3. Gestehe dir diese Schatten ein, aber klammere dich nicht an sie und verweile nicht bei den Leidensgeschichten, die sie vielleicht in dir wachrufen. Beobachte sie einfach und beginne mit aller

Kraft, sie wegzupusten: Immer, wenn eine Schattenemotion in dir aufsteigt, pustest du sie einfach weg. Atme ein und lass beim Ausatmen die ganze Luft aus deinen Lungen entweichen, bis diese Emotion sich in nichts auflöst. Du wirst merken, wie schnell diese negativen Gefühle verschwinden, weil es ihnen an Substanz fehlt. Sie sind nur Reflexionen, aber nicht dein wahres Ich.

4. Halte dir in einer wertfreien Haltung vor Augen, wie oft du diese Schatten mit deinem eigenen Ich verwechselst und wie die düsteren Gedanken, die dir im Kopf herumgehen, an Bedeutung gewinnen, obwohl nichts davon real ist. Diese Schatten sind nur die Stimme deines Verstandes, der ein auswendig gelerntes Drehbuch wiederholt – ein Teufelskreis, der dich nach Leiden süchtig macht.
5. Beobachte – wiederum ohne zu urteilen –, wie die Schatten anderer Menschen dich beeinflussen und sich mit deinen eigenen Schatten vermischen; wie sie versuchen, zu einem Teil deines Lebens zu werden, auch wenn du sie gar nicht dazu eingeladen hast. Entscheide jetzt in diesem Augenblick, dass sie dich endgültig verlassen und nie wieder zurückkehren sollen. Sie gehören ihren Besitzern, denn du glaubst nicht mehr an ihre Trugbilder, sondern suchst nach der wahren Tiefe deiner Seele.
6. Puste nochmals alle noch übrigen Schatten weg und schüttle dich dabei kräftig von Kopf bis Fuß. Nun, da du hundertprozentig darauf vorbereitet bist, gib dich deinem luziden Traum hin und suche nach Führung, um zwischen den Träumen zu unterscheiden, die dir nur leere Formen anbieten, und den Träumen, die dein spirituelles Wachstum fördern.

Wozu dieses Ritual dient und wie man es ausführt

Platon führt uns mit seinem Höhlengleichnis ein lebhaftes Bild vor Augen: Gefangene, die angekettet, bewegungsunfähig und gezwungen sind, immer geradeaus zu schauen. Hinter ihnen lodert ein

Feuer, das flackernde Schatten an die Wand vor ihnen wirft. Diese Schatten sind ihre einzige Realität – die einzige Welt, die sie je gekannt haben. Keiner von ihnen ist schon einmal auf die Idee gekommen, dass es sich dabei vielleicht nur um Spiegelbilder handelt – ein lebloses Flackern ohne jede Substanz. Sie halten diese Schatten für das wahre Wesen der Realität.

Gefangen in dieser Welt der Schatten, sind sie davon überzeugt, dass dies das Einzige ist, was existiert; sie sind absolut sicher, dass es außer diesen Schatten auf der Welt nichts gibt. Sie geben sich damit zufrieden, was sie kennen – unfähig, darüber hinauszuschauen. Doch Platon führt einen Helden in dieses Gleichnis ein – einen Eingeweihten, der anfängt, das alles infrage zu stellen, bis es ihm schließlich gelingt, aus der Höhle zu entkommen. Anfangs blendet ihn das Sonnenlicht; doch sobald seine Augen sich daran gewöhnt haben, wird ihm klar, was passiert ist. Trotz seines beeinträchtigten Sehvermögens beginnt er, einen anderen Aspekt der Realität wahrzunehmen: Ihm wird klar, dass sie alle getäuscht worden sind, dass sie in Wirklichkeit nur Schatten gesehen haben – nur ein Fragment, ein Spiegelbild, weil die Wächter sie nichts anderes sehen lassen wollen. Nach seiner Flucht lernt er das unendliche Universum kennen, die freie Natur in ihrer ganzen Herrlichkeit und seine wahre Fähigkeit, sich an die Welt anzupassen und an ihr zu erfreuen.

Dann kehrt der befreite Gefangene in die Höhle zurück, ganz erfüllt von seinem neuen Wissen und dem leidenschaftlichen Wunsch, seine Gefährten zu retten; denn endlich hat er die Geschichte mit der Mauer, dem Feuer und den Schatten verstanden. Da er es gar nicht mehr erwarten kann, seinen Gefährten zu helfen, beginnt er, sie von ihren Ketten zu befreien. Doch zu seinem großen Erstaunen wehren sich die Gefangenen dagegen; sie halten ihn für verrückt, gestört, gefährlich, einen Massenagitator, einen Revolutionär; sie glauben, dass es draußen unüberwindliche Gefahren gibt, dass die

Sonne sie blenden wird, und beschließen daher, in Gefangenschaft zu bleiben. Ihre Ketten sind ihnen lieber als die Herausforderungen und Wunder der Freiheit. Die Angst vor dem Unbekannten ist stärker als jede Neugier darauf, wie das Leben jenseits der Schatten aussehen könnte.

Es gibt Hunderte von Interpretationen und Sichtweisen dieser Allegorie des griechischen Philosophen; doch diejenige, auf die es bei diesem Ritual ankommt, stützt sich auf drei wichtige Aspekte: das Leben in der Höhle, den Einfluss, den andere Menschen auf uns haben, und die Unterscheidung zwischen Licht und Schatten. Die Höhle ist ein Symbol für den Übergang zwischen der oberen und der unteren Welt – einem von allem Licht abgeschirmten Raum, in dem andere Spielregeln gelten. Diese Unterwelt wird oft mit dem Schoß der Erde und dem Mutterleib verglichen, der uns Schutz und Geborgenheit bietet, den wir aber irgendwann verlassen müssen, um selbstständig leben und atmen zu können.

In den Tiefen der Dunkelheit sieht man nichts anderes als Schatten; doch diese Illusion der Projektion von Schatten an einer Wand tut so, als sei sie die Realität. Dieses Gleichnis ruft dich zu einer intensiven Auseinandersetzung mit den Einflüssen auf, die in deinem Leben eine Rolle spielen – wem du folgst, wer deine Wahrnehmungen und deine Entscheidungen in Gruppen, Beziehungen und Freundschaften prägt. Wenn die ganze Gruppe – so wie die Höhlenbewohner in Platons Gleichnis – Angst vor der Befreiung hat, wo bleibst dann *du*? Auf wen hörst du, und wem folgst du? Wer sind deine Wegweiser und Lehrer? Wenn jemand von außen mit einer neuen Perspektive, einer unkonventionellen Lebensweise auf dich zukommt und dich dazu einlädt, dich aus deinem Käfig zu befreien, wie reagierst du darauf? Der wichtigste Schritt besteht darin, dich von den selbst auferlegten Fesseln der Selbstgeißelung zu befreien, die dich zu deinem eigenen Gefängniswärter machen, sodass du dich selbst zum Schweigen bringst und in deiner Freiheit einschränkst. Das passiert jedes Mal, wenn du einen einschränkenden Gedanken so lange in deinem Inneren gären und weiterwachsen lässt, bis er zu einem Spiegelbild an der Wand wird – einer bedrohlichen Präsenz, gegen die du dich machtlos fühlst.

In dir steckt eine Magierin, die sich danach sehnt, diesen Ketten zu entkommen; es gibt immer eine Chance auf Befreiung. Von jetzt an besteht deine Aufgabe darin, dich von dem Knebel zu befreien, die Schatten zu vertreiben und den Status quo infrage zu stellen, der dir so große Angst einjagt, dass du wie gelähmt bist. Begib dich auf den Weg nach oben, auch wenn der erste Sonnenstrahl dich blendet. Deine Traumwelt und die verschiedenen Schlafphasen bieten dir eine ganz besondere Startrampe für dieses Ritual. Nutze diese Chance, um tiefere Einsichten zu gewinnen – nicht nur Fragmente zu sehen, sondern die großen Zusammenhänge zu erfassen und ein umfassenderes Verständnis von dir selbst und deiner Existenz zu gewinnen. Lass dir von den Botschaften, die du während der Nacht empfängst, den Weg aus der Höhle zum Licht erhellen.

☆ RITUAL 62: REGENBOGEN

1. Lege dich bequem auf dein Bett. Atme langsam und tief durch und rufe dir dabei das Bild eines Regenbogens ins Gedächtnis, und zwar mit allen Details: seine Farben, seine Form, den Lichthof um ihn herum und die Situationen, in denen du ihn am Himmel gesehen hast. Frage dich, wie du dich fühlst, wenn du ihn siehst, und was für Gedanken dabei in dir aufsteigen.
2. Stelle dir nun anhand der unten beschriebenen vier Schritte deine ganz persönliche Meditation zusammen:
   - Schau dir den Regenbogen an.
   - Nimm seine formvollendete Rundung wahr.
   - Achte auf seine Farben.

– Beobachte, wie er allmählich wieder verblasst und vom Himmel verschwindet.

3. Wiederhole diese Übung dreimal und konzentriere dich dabei auf deinen Herzschlag und deine Atmung. Danach lässt du dich in den Schlaf hinübergleiten. Nimm das körperliche Gefühl einer großen Befreiung, die das Loslassen dir bringt, mit in die heilige Nacht hinein.

Wozu dieses Ritual dient und wie man es ausführt

Wenn du einen Regenbogen am Himmel siehst, steigt ein Gefühl der Freude in deinem Herzen auf. Du fotografierst ihn, um seine Schönheit festzuhalten, und nimmst ihn als Phänomen wahr, das ungeheuer viele Botschaften für dich enthält. Dieser Regenbogen steht für ein Zeichen vom Himmel, eine Berufung, einen Augenblick reiner Freude. Du weißt, dass er schon nach kurzer Zeit wieder verschwinden wird; doch diese Erkenntnis macht dich weder traurig, noch bedrückt sie dich. Du bist ganz in dieses Geschenk der Natur eingetaucht, und es loszulassen, bereitet dir keinen Kummer. Einerseits wird dir klar, dass es nicht in deiner Macht steht, diesen Regenbogen festzuhalten; andererseits erkennst du, dass seine Vergänglichkeit zu seinem Wesen gehört. Mit dem Wissen, dass immer wieder neue Regenbögen am Himmel erscheinen werden, lässt du ihn los, ohne ihm nachzutrauern oder dich innerlich an ihn zu klammern. Oder bedauerst du sein Verschwinden vielleicht doch?

Anhaftung ist die Hauptursache für Neurosen, Schmerz, Stagnation, Traurigkeit, Depressionen und so manche andere emotionale Turbulenzen. Ihr Gegenteil – Loslassen – ist die starke, transformative Kraft, die wir brauchen, um uns zu befreien und innerlich zu wachsen – eine unumgängliche Station auf dem Weg jedes Menschen, der spirituell auf der Suche ist. Dieses sehr poetische Ritual ist eine hervorragende Übung, die dir zu der Erkenntnis verhilft, wie diese beiden gegensätzlichen Kräfte – Anhaftung und Loslassen – in dir schwingen und wie sie sich in deinem Leben manifestieren.

Wie oft hast du schon – trotz anfänglicher Angst – ein Gefühl der Wiedergeburt erlebt, als du die bewusste Entscheidung trafst, loszulassen? Wenn du dieses Loslassen freudig akzeptierst – wenn du in einer Haltung der Weisheit und des Mitgefühls mit dir selbst loslässt und aufhörst, Dinge erzwingen zu wollen –, beginnt ein fundamentales Gesetz in dir Wurzeln zu schlagen: das Gesetz des Empfangens, des Beschenktwerdens, des Offenseins für Überraschungen, des Sich-Lieben-Lassens und Sich-Umsorgen-Lassens. Mit der Intelligenz deines Herzens erkennst du, dass alles, was sich in deinem Leben abspielt, ein Ergebnis deiner eigenen Entscheidungen ist; wenn du dich für neue Erfahrungen öffnest und alles, was auf dich zukommt, willkommen heißt, lernst du, Fragen zu stellen und deine Stimme als Wegweiser zu nutzen. Genau wie in der Regenbogenmeditation kommt das Geschenk zu dir: Du genießt es, lässt es aber ohne Bedauern oder Verbitterung wieder los. Loslassen wird zu deinem Leitprinzip, ja deiner Lebensweise.

Wir klammern uns an Konzepte, Ideen, Urteile, Meinungen, materielle Besitztümer, Menschen und unzählige Gegenstände. Uns von diesen Anhaftungen zu befreien, alles loszulassen, unsere Schränke zu leeren, Möbel zu verschenken, uns von Partnern zu trennen, von Kindern zu verabschieden, uns auf neue Kapitel im Buch unseres Lebens einzulassen, ohne Drama mit dem Strom zu schwimmen und Veränderungen zu akzeptieren, ist eine beängstigende Aufgabe. Am schwierigsten ist es, uns von vorgefassten Meinungen, Schubladendenken und Vorurteilen zu lösen, die schon seit einer Ewigkeit tief in unserem Inneren verwurzelt sind und unseren Verstand und unser Herz umgeben wie verhärteter Gips. Wenn wir nicht bewusst versuchen, uns von diesen einschränkenden Überzeugungen zu befreien, werden sie unser Leben auch weiterhin blockieren.

Der Prozess des Loslassens beginnt in unserem eigenen Inneren; er ist eine Aufgabe für unseren Verstand und unsere Emotionen. Nur wir haben die Macht, die Fesseln zu lösen, die uns binden, uns auf das Leben einzulassen und unsere inneren Stimmen zum Schweigen zu bringen – diesen ständigen inneren Dialog, der durch die Meinungen unserer Mitmenschen darüber, was wir tun, sagen und denken sollten, noch befeuert wird.

Stell dir vor dem Einschlafen einen Regenbogen in deinem Kopf vor. So wie seine leuchtenden Farben verblassen, beginnt auch dein Bewusstsein sich zu entspannen und dich ins unbekannte, geheimnisvolle Reich der Träume zu entführen. Lass dich freudig auf diesen Prozess der Loslösung ein, gib die Kontrolle über deinen Körper auf und lass dich von deinem fliegenden Teppich davontragen, ohne zu wissen, wohin er dich bringen wird.

☆ RITUAL 63: MEMENTO MORI

1. Lege den Kopf aufs Kissen. Atme tief durch, führe die Hände zum Herzen, spüre deinen Herzschlag und denke daran, dass du eines Tages sterben wirst.
2. Mit gesteigertem Bewusstsein und tiefem Respekt vor deinem Leben lässt du nun eine Hand auf deinem Herzen ruhen und legst die andere auf deinen Bauch. Halte dir vor Augen, dass du nur für kurze Zeit hier auf der Welt bist.
3. Atme weiter tief durch und ehre diesen jetzigen Augenblick: deinen Körper auf dem Bett, die heilige Nacht und die Tore zu einer geheimnisvollen Welt, die du durchschreiten wirst, sobald du einschläfst. Mache dir noch einmal bewusst, dass du sterben wirst.
4. Dann sinkst du in dein weiches Bett hinein, lässt alle Anspannung los und gibst dich dem Schlaf hin.

Wozu dieses Ritual dient und wie man es ausführt

Du hast dich dafür entschieden, in dieser Gestalt und diesem Körper, in dieser Zeit und diesem Raum an deinem Geburtsort bei der Familie auf die Welt zu kommen, die du dir ausgesucht hast. Dein Geist wandert schon seit Millionen von Jahren umher; sogar deine Knochen enthalten Sternenstaub und kosmische Elemente aus anderen Galaxien. Du hast bereits unzählige Daseinsformen durchlaufen – du warst Mineral, Pflanze, Tier und bist jetzt die Meisterin deiner Wiedergeburt in vollendeter menschlicher Gestalt. Niemand weiß, wann oder wie der Tod uns ereilen wird, doch das Wissen um seine Unausweichlichkeit berührt uns alle; noch niemand hat unsere Mutter Erde lebend verlassen, und deshalb ist diese Meditation, mit der du dir deinen sicheren Tod vor Augen führst, das Wichtigste, was du für dein Leben tun kannst.

Der Gedanke daran, dass das Ende irgendwann kommen wird, ist der innere Antrieb, der dir Begeisterungsfähigkeit und Zielstrebigkeit einflößt und dafür sorgt, dass dein Weg durch diese Welt nicht umsonst ist – dass jeder deiner Atemzüge einen Sinn hat. Du möchtest immer einen Weg finden, deiner eigenen Existenz und der Existenz von allem, was dich umgibt, deine Ehre zu erweisen. Nutze jede Sekunde deines Lebens und lege dich mit hundertprozentiger Präsenz und Freude ins Bett – in dein Schiff, deinen fliegenden Teppich –, denn in dem Augenblick, in dem du die Augen schließt und dein Bewusstsein in schwindelnde Höhen emporzuschweben beginnt, hast du die Möglichkeit, dem Tod näher zu kommen und ihn zu erfahren.

Für die alten Kulturen war der Tod nicht das Ende, sondern einfach nur eine Phase unserer Existenz – eine innere Wandlung, die die Seele durchläuft, um sich immer wieder neu zu reinkarnieren, bis ein Zyklus abgeschlossen ist. Mit dieser poetischen Sichtweise lässt du dich auf deine Meditation und dein *Memento-mori*-Ritual ein, um in Zukunft keine Sekunde deines Lebens mehr mit destruktiven inneren Dialogen, mit Beziehungen, die dich innerlich auslaugen, mit Dingen, die dir nicht guttun, oder mit Menschen zu verschwenden, die dir deine Energie rauben.

Mit diesem *Memento mori* machst du dir die Vergänglichkeit des Lebens bewusst. Diese Erkenntnis weckt den leidenschaftlichen Wunsch in dir, ein erfülltes Leben zu führen – sie bringt dich auf den Weg zu Ekstase, erhörten Gebeten und erfüllten Wünschen. Nimm deine Vergänglichkeit an – du bist nur ein Mieter in diesem Körper, und deine größte Wandlung steht dir noch bevor.

Steuere deinen fliegenden Teppich mit strahlendem Lächeln durch diese einsame nächtliche Reise, vertraue auf deinen Atem und feiere ihn in der hundertprozentigen Gewissheit, dass du sterben wirst.

☆ *LANIAKEA:* DAS LETZTE RITUAL

Das Universum ist ein riesiger kosmischer Teppich aus unvorstellbar vielen Galaxien. *Laniakea* – ein hawaiianisches Wort, das »unermesslicher Himmel« bedeutet – ist der Name des Supergalaxienhaufens, aus dem unser Universum besteht und der ungefähr 100 000 Galaxien umfasst.

In dieser unermesslichen Weite stehen du und ich durch dieses Buch und die darin beschriebenen Rituale miteinander in Verbindung, und unsere Herzen schlagen im Einklang miteinander auf dieser Erde – nur einem von vielen Planeten im Universum. Schau einmal zum Himmel hinauf. Hier sind wir: Wir schweben durch das unendliche Universum – ein Sandkorn von unvorstellbarer Kraft – in dem Wissen, dass es jenseits dieser kostbaren blauen Kugel nichts gibt ... oder vielleicht doch? Sei dir der Tatsache bewusst, dass du dich auf diesem Schiff befindest, das durch den Kosmos segelt, umgeben von Galaxien, die durch *Laniakea* hindurchschweben. Lass dein Herz und deine Seele von tiefer Dankbarkeit dafür überfließen, dass du ein Teil dieser Frequenz bist. Jetzt und hier.

Wenn du dich abends zur Ruhe legst, dann geh deinen Tag möglichst genau durch – von Anfang bis Ende. Bevor du einschläfst, bitte ohne Angst oder Zögern um alles, was du dir wünschst. Wenn du deinen Kopf aufs Kissen legst, dann nutze deine letzten wachen Momente, um loszulassen und die Dinge aus einer inneren Distanz und aus der Vogelperspektive zu betrachten; denn alles, was du heute erlebt hast, ist jetzt ein Teil der Vergangenheit: Es ist vorbei. Du kannst das, was geschehen ist, als eine Art Film betrachten, in dem du die Hauptrolle gespielt hast; aber denke daran: Dir steht die Möglichkeit offen, dich so oft zu verändern und zu verbessern, wie du möchtest. Dieses wunderbare Ritual legt den Grundstein für die Entstehung eines noch intensiveren Gefühls der Dankbarkeit und Selbstliebe in deinem Inneren. Folge dabei immer dem Rhythmus deines Herzschlags, damit das Feuer in deinem Herzen die ganze Nacht über hell lodert und niemals erlischt.

Ich wünsche mir von ganzem Herzen, dass diese Rituale zu deinen ständigen Begleitern werden – zu der heiligen Geometrie, die deine Tage und Nächte erhellt und dir zu Klarheit und Gewissheit verhilft. Mögest du Freude an diesen Praktiken und einen unerschütterlichen Glauben an deine unendliche Kraft in dir finden, und mögen deine nächtlichen spirituellen Auszeiten so ergiebig, bereichernd und faszinierend wie möglich sein. Mögest du bei jedem Ritual die transformative Kraft deines Geistes, deiner Schwingungsfrequenz und deiner Gedanken erleben.

An all meine Mitmenschen, die ebenfalls alleine schlafen: Wir sehen uns hier. Die Reise liegt in deinen Händen. Genieße sie!

LITERATURANGABEN

American Academy of Sleep Medicine: »Over a third of Americans opt for ›sleep divorce‹.« Umfrage. Atomik Research Agency, 10. Juli 2023.

Atkinson, William Walker: *Kybalion – Die 7 hermetischen Gesetze.* Aurinia Verlag, 2011.

Better Sleep Council of the United States: »Sleep and Partners Research 2023«. https://bettersleep.org/, 31. März 2023.

Borges, Jorge Luis: »El sueño«. In *El otro, el mismo*. Buenos Aires, Argentinien: Emecé, 1964.

Bower, Bruce: »The oldest known grass beds from 200,000 years ago included insect repellents«. Science News, 13. August 2020.

Braun, Adee: »The Once-Common Practice of Communal Sleeping«. Atlas Obscura, 22. Juni 2017.

Carney, Colleen E. und Rachel Manber: *quiet your mind & get to sleep. solutions to insomnia for those with depression, anxiety, and chronic pain.* Oakland, CA: New Harbinger. 2. Dezember 2009.

Cook, David: »Mysticism in Sufi Islam«. *Oxford Research Encyclopedia of Religion*, 4 (Mai 2015).

Coveney, Catherine, Michael Greaney, Eric L. Hsu, Robert Meadows und Simon J. Williams: »Contextualizing Sleep«. In *Technosleep. Frontiers, Fictions, Futures.* Surrey, UK: Surrey University, 2023.

Dell'Amore, Christine: »Chimpanzees Make Beds That Offer Them Best Night's Sleep«. *National Geographic*, 18. April 2014.

Fick, Franklin: *Five Animal Frolics Qi Gong: Crane and Bear Exercises.* 1876.

Holt, P. M., Ann K. S. Lambton und Bernard Lewis (hrsg.): *The Cambridge History of Islam, Vol. 2: The Further Islamic Lands, Islamic Society and Civilization*. Cambridge University Press, 1970

Jung, C. G.: *Dreams. The Collected Works of C. G. Jung. Volumes 4, 8, 12, 16.* Übersetzt von R. F. C. Hull. Princeton University Press, 2010.

Ledger, Sally: *The new woman. Fiction and feminism at the fin de siècle.* Manchester, UK: Manchester University Press, 1997.

Tausendundeine Nacht. Nach der ältesten arabischen Handschrift in der Ausgabe von Muhsin Mahdi erstmals ins Deutsche übertragen von Claudia Ott. C. H. Beck, 2018.

Mallison, James und Mark Singleton (hrsg.): *Roots of Yoga*. London, UK: Penguin Books, 2017.

Paulson, Genevieve Lewis: *Kundalini and the Chakras. A Practical Manual – Evolution in this Lifetime*. St. Paul, MN: Llewellyn Publications, 1998.

Platon: *Der Staat*. Reclam, 2017

Richardson, Benjamin Ward: *Vita Medica. Chapters of Medical Life and Work*. London, UK: Longmans, Green, and Co., 1897.

Schutz, Manon Y.: »Mighty in Waking and Great in Sleeping. The History of Beds in Ancient Egypt«. Presentation, Essex Egyptology Group, 2. April 2017.

Sismondo, Christine: »Should we normalize sleeping in separate bedrooms? Experts – and frustrated couples – on the booming ›sleep divorce‹ trend«. Health and Wellness. www.thestar.com/. 15. Januar 2024.

Wadley, Lyn, Christine Sievers, Marion Bamford, Paul Goldberg, Francesco Berna und Christopher Miller: »Middle Stone Age Bedding Construction and Settlement Patterns at Sibudu, South Africa«. *Science* 334, Nr. 6061 (Dez. 2011): 1388–91.

Wangyal Rinpoche, Tenzin: *Übung der Nacht. Tibetische Meditationen in Schlaf und Traum.* Goldmann, 2008. YeYoung, Bing: »Origins of Qi Gong«. Sacramento, CA: YeYoung Culture Studies, 17. Oktober 2011.

Zak, Cynthia: *Enciende tu corazón, 77 rituales*. Buenos Aires, Argentinien: VR Editoras; Mexico City, Mexico: VR Editores, 2021.

Zisapel, Nava: »New perspectives on the role of melatonin in human sleep, circadian rhythms and their regulation«. *British Journal of Pharmacology* 175, Nr. 15 (2018): 3190–99.

REGISTER

T

U

V

W

Y

Z